進化する漢方

思いもよらない底力

漢方薬剤師・漢方薬局 太陽堂代表取締役
林 泰太郎

さくら舎

はじめに——漢方への間違った思いこみ

・くも膜下出血
・盲腸
・骨折

いきなりですが、これらの疾患《しっかん》の特徴はなんだと思いますか？

実は、いずれも漢方薬が対応できる疾患です。

このように聞いて、意外に思われた方も少なくないのではないでしょうか。

なにしろ、漢方というと多くの方が、「漢方薬は効き目が緩《ゆる》やかで、長く服用することで慢性症状がとれ、体質改善ができる」——このようなイメージをお持ちだからです。

これはいいかえると、漢方薬は「長く飲まないと効かない」、だから「疲れやすい、お腹が弱いといった慢性症状の改善には適しているが、急を要する疾患や運動器の障害には対応できない」と思っている方が少なくないということです。

しかし、考えてもみてください。

たとえば「風邪に**葛根湯**（カッコントウ）」とまるで標語のようにいわれますが、風邪というのは急性疾患です。漢方薬は厚生労働省が承認しているものだけでも約２９０種類あり、その中には急性疾患に対応できるものもあるのです。漢方薬で盲腸の手術を回避できる可能性もあります。

また、漢方に対する世間のイメージとして、「西洋医療では打つ手のない『なんとなく不調』という症状は、漢方の得意分野」というのがあると思います。

たとえば、「季節の変わり目は調子が悪い」、「なんかだるくて元気が出ない」、とくに女性には、このように抽象的な表現をする方が多くいらっしゃいます。

ですが、なにかしら自覚症状があるのであれば、その症状や病態（病気の進行状況）に合わせた漢方薬を選ばないと効果はありません。

たとえば、「いつ、どういうタイミングで不調を感じるのか」、「どのように調子が悪いのか」、「そのだるさは、頭がぼーっとしてだるいのか、それとも肩の周辺がこわばってだるさを感じるのか」など、いちばん困っている症状を具体的に把握することが大事です。それによって使う漢方は変わってきます。

「でも、漢方薬は病気予防や健康増進をはかるのがメインの効果でしょう!?」

このような声が聞こえてきそうです。

もちろん、これまでいわれてきたように、漢方は予防医療や健康増進にも有効です。ただ、予防であっても「いま気になること」がなにかしらあるから「予防をしなくては」と思うのではないでしょうか。

詳しくは本文でお話ししますが、漢方医学では、「自覚症状があればまずそれを改善することを優先し、体質改善などの根本治療はそのあとに行う」というのが基本概念です。

また、たとえば、ご高齢の方が「とくに気になる症状はないけれど、最近年をとって疲れやすくなってきたから、なにか元気の出そうなものを飲みたい」という場合、疲れやすいのは、気持ちなのか、それとも身体なのかで、効果のある漢方薬は違います。

「高齢者の健康維持には、この漢方薬」というように単純には決められないのです。

▼漢方はサプリとは違う！　だから効く

ここまで読まれていかがですか？　漢方に対する印象が変わりませんでしょうか。

私は、漢方薬を調剤して販売することのできる漢方薬剤師として漢方薬局を営んでいます。これは私に限らないと思いますが、漢方に携《たずさ》わる者からすると、漢方に対する世間のイメージが一人歩きして、誤った認識がなされている部分が多いように感じます。

ですから、近年、ドラッグストアやインターネットで処方箋がなくても購入できる一般用漢方薬を購入する人が増えていると聞くと、ちょっと心配になります。

漢方薬の需要が急速に高まった背景には、新型コロナウイルスの流行によって、咳《せき》や鼻水などに効果があって医師の処方がなくても買える一般用漢方薬に頼る人が多くいたことや、コロナ禍を経て体調管理のために漢方薬を常備する人が増えたこと、さらにはストレスによって自律神経を乱す人が増えていることなどがあるようです。

そのように、咳や鼻水など具体的な症状に対してや、予防医療として漢方薬を使うことはとてもいいと思います。また、自律神経の乱れを整えることは漢方薬の得意分野ですから、ストレス社会といわれる今の時代にも漢方薬は非常に適しています。

これまで漢方薬を選ばれるのは、西洋医薬があまり好きでない方や、不定愁訴《ふていしゅうそ》で悩む女性、体力の弱った高齢者の方などが中心でしたので、より多くの方が漢方薬の有用性に気づいてくださったことは喜ばしい限りです。

ドラッグストアの棚を見ても、まるでサプリメントのように、おしゃれなパッケージにカタカナの商品名のつけられた漢方薬が数多く並んでいます。こうした見た目の変化も、若者や女性からの需要が伸びている要因の1つかもしれません。

たとえば、若い女性の間で流行っているかわいいパッケージのダイエットサポート薬の中身は、昔からある肥満やむくみに有効な「**防風通聖散**（ボウフウツウショウサン）」という有名な漢方薬だったりします。

ただ、漢方薬はサプリメントとは違います。

サプリメントはビタミンやミネラルなど日常で足りない栄養素を補う健康食品です。一方、漢方薬は「薬」とついているように、厚生労働省によって症状や病名に対する効果が認められている医薬品です。処方箋がなくても買える一般用も医療用より成分量が少ないだけです。

「漢方薬は、自然のものを使っているので副作用がなく安心」

このように思いこんでいる方も多く、漢方は適当に飲んでも大丈夫と考えるのかもしれません。

ですが、身体に対してなんらかの作用を持っているということは、好ましくない作用、つまり副作用も少なからずあるということです。とくに質の悪いものでは、本来の作用よりも副作用のほうが出やすかったりすることがあります。また、体質や病態を間違えると、かえって体調が悪化することもあります。

たとえば、先ほどの葛根湯も風邪の引きはじめには効果がありますが、風邪が長引いてくると「**小柴胡湯**（ショウサイコトウ）」や「**柴胡桂枝湯**（サイコケイシトウ）」など症状によって別の漢方薬を選択する必要があります。また、体質によっても葛根湯は使えないことがあります。

「友人からすすめられたから」、「ネットでこれがよいと書いてあるから」というように、「この漢方が効くらしい」と聞くと、すぐに試してみたくなるかもしれません。ですが、漢方薬は体質や症状の出方によって合うものが異なり、どれが効果的なのかは個人差があります。

ですから、「風邪には葛根湯」というように病名だけで漢方薬を選んだり、「なんとなくよさそう」という自己判断で漢方薬を適当に選んで服用するのは、おすすめできません。人からもらうのもやめましょう。

▼自分に適した漢方薬を選ぶコツとは

せっかく漢方薬を飲むのなら、正しく選んで、正しく飲み、求める効果を得てほしい。漢方に携わる者として強くそう思います。

自分に適した漢方薬を選ぶには、やはり漢方専門の医者や薬剤師など専門家に相談をするのがいちばんです。

ですが、「まずはちょっと試してみたい」という方が多くいらっしゃるのもまた事実でしょう。

そこで、初心者の方でも自分に合う漢方薬を見つけられるお手伝いができれば嬉しい——そのように考えて本書を執筆することにしました。

漢方に対する世間のイメージから生まれた誤解を解きながら、漢方の考え方や特徴、漢方薬の幅広い効果、自分で漢方を選ぶときのヒントなどについて、できる限りわかりやすくお伝えします。

たとえば、漢方に関心のある方なら、同じ症状でも体質によって使う漢方が異なることをご存じでしょう。ただ、ここにも誤解があるようで、「体質」は生まれつきのもので変わらないと思っている方もいますが、そうではありません。

身体が成長したり、病をわずらったり、あるいは日々の暮らし方によっても体質は変わります。だからこそ「体質改善」が可能なのです。ですから、「子どものときに虚弱体質だったから、今もそう」とは限りません。

私たち薬剤師は、体格や顔色など全身を観察し、また症状や生活環境などを細かくうかがいながら情報をさまざまに得て、それを「陰陽《いんよう》」、「気血水《きけつすい》」といった漢方独特の概念にもとづきながら、その方の「証《しょう》」(体質や症状など今の身体全体の状態。第3章参照)を総合的に判断し、どんな漢方をお出しするかを決定します。

もちろん、これを個人で行うことは到底できないでしょう。

では、自分の今の状態を知るにはどうすればいいでしょう。実は、とても簡単な方法があります。

1つは「舌診《ぜっしん》」です。

これは、文字通り舌の状態を診《み》る方法です。舌の色や形、舌苔の状態などから、今の心身の状態がわかります。舌は鏡があれば自分で確認できますから、ドラッグストアや通販サイトなどで漢方を購入するときのセルフチェック法として活用できます。

もう1つは「夢の見方と眠り方」です。

最近の漢方人気の要因の1つに、ストレスによって自律神経失調症に悩む人が増えていることがあります。眠り方と夢の見方によって、現代病ともいえる自律神経の乱れによる症状の対処法がわかります。

この2つのセルフチェック法（詳しくは第3章参照）を行うことで、日常的に起こるような不調であれば、対応できる漢方薬のおおよそのメドがつきます。

ここまでをまとめると、自分で漢方を選ぶときのポイントは——

・舌診で自分の舌の状態を確認する
・夢の見方と眠り方を考える
・身体の不調を「なんとなく」ではなく、「頭痛がする」、「肩がこっている」、「眠れない」というように、いちばん困っている症状を具体的に把握する

・「効かない」、「かえって調子が悪い」など気になることがあれば、すぐに服用を中止して、医師や薬剤師に相談する

これらのポイントを踏まえて自分で選び、「とりあえず」漢方を試してみて手応えを感じられたなら、ぜひ漢方薬局で自分に合う漢方薬を調合してもらってみてください。

同じ漢方薬でも、あらかじめ調合されたものと、その人に合わせて微調整をしたものとでは、効果が全然違います。また、漢方薬局では基本的に煎《せん》じ薬を使いますが、煎じ薬と錠剤やカプセル剤とでは、効き目はもとより質が違います。

長く飲むのであれば、なおさら質のよいものでないといけません。

なお、先ほど「漢方薬を病名で選ぶのはあまりよくない」といいました。本書では、わかりやすいようにあえて病名を出し、それに対する漢方処方の考え方についてお話ししているところもあります。ですが、その場合、あくまで一般的な漢方であって、体質や症状によって変わることがあることをあらかじめご了承ください。

▼認知症やストレス対策にも漢方が！

漢方薬の歴史は古く、「こういう症状にはこの生薬《しょうやく》（植物の根や茎など）が効くようだ」と

いうように、いわば人体実験を繰り返し行うことで得られた経験則と、独自の理論によって確立され、運用されてきました。

実は、その一方で、認知症やストレス性疾患に対する効果など、今の時代だからこその新しい発見もなされています。これもあまり知られていないことですが、漢方薬のみで対応できないのは不妊ぐらいです。一般に思われているよりも、**漢方薬の守備範囲は広いのです。**

古くて新しい漢方は、体質や病態に合ったものを選べば、間違いなく治療の選択肢の1つになります。また、慢性症状を緩和《かんわ》することで体調がよくなり、体質改善や若返りにもつながります。

ただし、漢方薬さえ飲んでいればすべて解決するわけではありません。「体質改善」というと「改善したらそれで終わり」と思われがちですが、不養生《ふようじょう》をしたらまた体調は落ちてきます。

率直にいうと、生活態度の悪い人には漢方薬は効きません。健康のために漢方のできることは2～3割で、あとは自分の養生次第。

食事や運動、睡眠など生活習慣に留意しながら過ごす――そういう養生があっての漢方薬です。

本書では、たとえば日本人に適した食材の選び方など基本的な養生法についてもお話ししています。生活習慣は仕事の内容によっても左右されますので、ご自分に合った養生法を見つけるヒントにしてください。

毎日の積み重ねが私たちの健康状態にそのまま反映してきます。日頃から養生を心がけて過ごし、必要に応じて適した漢方薬を使うことで、内側から身体が整い健康を持続できるようになります。

本書が、漢方薬を介して一人でも多くの方の健康・長寿に役立つきっかけとなれば幸いです。

林《はやし》 泰太郎《やすたろう》

◎目次

第2章　「漢方ってなに？」がわかる基礎知識

第3章　体調診断と自分に合う漢方薬の見つけ方

第4章　あなたの不調もきっと解決！

第5章　漢方薬の効果を最大にする養生

進化する漢方

——思いもよらない底力

第1章　脳卒中、骨折、認知症……漢方のすごい底力

▼イメージが一新！

「ゆっくり効く漢方薬は、体質改善的な効果がメイン」

このように思っている方は多いです。ですが、「はじめに」でもお話ししたように「くも膜下出血」のような急性で重篤《じゅうとく》な疾患《しっかん》にも漢方薬は対応できます。

また、漢方薬は、「病気ではないけれど不調、そういう西洋医療の対象外の症状に使うもの」、このように考えて手にとる方も少なくないようです。

ですが、私の漢方薬局には、腎臓病など重い疾患の方も多く見えます。

この章では、あまり知られていない漢方薬の働きや使い方についてご紹介します。その中には、私自身が漢方薬の底力に驚いたものもあります。

きっと、今まで持っていた漢方薬に対するイメージが、大きく変わることになると思います。

▼くも膜下出血——漢方で治療・術後管理・予防ができる

「くも膜下出血のような重篤で急を要する疾患に、漢方を飲んで効くの？」

そう思われる方はきっと多いと思います。

ですが、くも膜下出血は、脳卒中（医学的には脳血管障害）の1つで、「脳卒中」という言葉はもともと漢方医学の用語です。ということは、それだけ脳卒中に対する治験も揃っているといえるのではないでしょうか。

脳卒中は、脳の血管が詰まったり破れたりすることによって、その先の細胞に栄養が届かなくなり細胞が死んでしまう病気の総称。発症すると、脳が司《つかさど》っていた機能（身体機能や言語機能など）が失われたり、場合によっては死に至ることもあります。発症後、いかに早く治療を行うかが大切で「時間との闘い」ともいわれます。

その脳卒中の中でも、もっとも死亡率が高く危険なのが、くも膜下出血です。

脳は外側から硬膜《こうまく》、くも膜、軟膜《なんまく》で覆われており、くも膜と軟膜の隙間は、くも膜下腔《まくかくう》と呼ばれています。このくも膜下腔に出血を起こした状態がくも膜下出血です。

もっとも多い原因は、脳動脈の壁の弱くなったところにできたコブ（動脈瘤《どうみゃくりゅう》）の破裂によるもの。発症した方の80～90％が脳動脈瘤の破裂が原因です。まれですが、心臓でできた血栓《けっせん》が血流に乗って脳に運ばれ脳動脈の壁に炎症を起こし、血管が破裂することがあります。

男性より女性に多く、40歳以降に多く見られ、加齢にともなって発症率は増加します。

「バットで殴られたような、これまでに経験したことのない突然の激しい頭痛」

これが発症時の典型的な症状で、そのあとしばしば意識を失います。嘔吐《おうと》や目の痛みなどの症状を経験する人もいます。

とくに脳動脈瘤の破裂によるくも膜下出血の場合、死亡率が高く、約30％の人が初回破裂で死亡するといわれています。

また、一般的に破裂直後から24時間以内（とくに最初の6時間以内）に再出血を起こすことが多いとされ、再出血を起こした場合の死亡率は50％、再々出血後の死亡率は約80％以上といわれています。

これらのことを考慮して、病院での治療は再破裂・再出血予防処置が主流となっています。

具体的には、頭痛を軽減し血圧をコントロールするために薬剤が投与され、出血を止めるために動脈瘤にクリップをかける手術（脳動脈瘤クリッピング技術）が行われます。

しかし、急性期の治療を行っても、発症後4日目から14日目までに、脳全体に広がった血液が血管を圧迫し、意識状態が悪くなったり、手足の麻痺《まひ》や言語障害が悪化したり、脳梗塞《のうこうそく》をきたすこともあります。

治療によって後遺症なく社会復帰できるのは30％にも満たないとされ、約20％の人はいろいろな後遺障害を残します。


「くも膜下出血はすぐに手術をすれば治《なお》る。でも100％は戻らない」

医師にはこのようにいう方も少なくありません。

しかし、**漢方薬と手術をうまく併用することで、治りはよくなります。**

先ほど、病院での治療では「頭痛を軽減し血圧をコントロールするための薬剤」が投与されるといいました。漢方では、くも膜下出血は血熱（血の中に熱が鬱積《うっせき》している状態のこと。血に熱がこもると血分がよく動き出血しやすくなる）と捉え、「血熱を冷まし炎症を抑える漢方薬」と「出血を止める漢方薬」とを併用します。

よく使われるのは、「**清心丸**（セイシンガン）」と「**黄連解毒湯**（オウレンゲドクトウ）」です。清心丸には、解熱作用、降圧作用、抗炎症作用などがあり、黄連解毒湯にも身体を冷ます作用があり、熱による毒症状の解毒が期待できます。この２つの漢方薬を内服することで脳の熱がとれていきます。

また、術後管理には、「**五苓散**（ゴレイサン）」が使われることがよくあります。五苓散は利水剤として知られていますが、近年の研究で、細胞膜の水透過を調節するアクアポリンを阻害することが明らかになっています。

水分代謝のバランスを調節する作用を持つため、脳浮《のうふ》腫《しゅ》に対しても有用なのだろうと考えられています。実際に、術後に投与された多くの方が脳内の貯留液が消退しており、その効果が認められています。

このように、手術を前提にした治療プログラムの中で、対症療法として漢方薬を使われることも増えてきています。とくに、しびれや脱力感、嚥下《えんげ》障害、視野障害、うつ病、不安障害などの後遺症が出た場合に漢方薬に頼る方は多く、私の漢方薬局にもネットなどで調べてご相談にいらっしゃいます。

くも膜下出血の急性期にも回復期にも漢方薬を使うことで、西洋薬だけでは得られない効果が生まれることがあります。

実は、漢方薬が力を発揮するのは治療だけではありません。くも膜下出血の予防にも役立ちます。

これまで、「くも膜下出血はなんの前ぶれもなく、ある日突然起こる」と思われていました。しかし、近年の研究によって、くも膜下出血には特徴的な前兆《ぜんちょう》ともいえる症状のあることがわかりました。

多いのは、急な頭痛です。痛みのレベルや頻度《ひんど》は人によって異なりますが、経験する人が多いため「警告頭痛」とも呼ばれます。ほかにも、血圧の乱高下《らんこうげ》や複視（1つのものが2つに見えること）、吐き気や嘔吐、モヤモヤしたりぼーっとしたりするなど意識低下や頭の違和感を経験する方もいます。

こうした前兆症状はしばらくするとおさまりますが、その数日後に大きな発作を起こすことが少なくありません。

過去に経験したものとは異なるような急な頭痛に見舞われるなど予兆を感じたら、病院で診《み》てもらうことを強くおすすめします。

くも膜下出血に対する予防としては「出血を防ぐような漢方薬」を使います。先ほどの**黄連解毒湯**は予防薬としてもよく使われます。

また、高血圧、喫煙、過度の飲酒は動脈瘤破裂の可能性を数倍高くするという報告もあります。タバコは控えアルコールは適量を心がけ、こまめに血圧を計測するなど、日頃から健康に留意することも忘れないでください。

▼盲腸（急性虫垂炎）――急性期は西洋薬より漢方薬!?

お腹の右下あたりにある大腸の入り口には、虫垂《ちゅうすい》という親指のような突起物があります。この虫垂で発症する急な炎症が「急性虫垂炎」いわゆる「盲腸」です。

盲腸は、便の塊（糞石《ふんせき》）や異物（リンパ組織、腫瘍《しゅよう》、植物のタネなど）が虫垂の入り口を塞ぐことで、虫垂内部で細菌が繁殖し、二次的に細菌感染を起こすことで腹痛や発熱を引き起こすと考えられています。

10〜30代の若い年代層に多いですが、どの年齢層でも発症し、治療が遅れると命にも関わります。

初期症状は、胃痛やおへそ周辺の痛みが多く、吐き気がしたり、食欲が低下したりします。その後、半日から1日ほどで痛みがお腹の右下の部分へ移り、その後、お腹全体へと広がっていきます。このように、病状の進行によって痛みの場所が移動するのが虫垂炎の特徴です。痛む部位を手で押し、その手を放す瞬間に痛みを強く感じたり、歩いたり軽くふれたりするだけでも痛みが響くようになると、急性腹膜炎を合併している可能性があります。ほかにも、発熱、嘔吐、下痢などの症状があらわれます。

病院での治療法は、薬物療法と外科的手術の2種類です。軽症の場合には、抗生物質によって「散らす」（虫垂炎を抗菌薬で治すこと）ことができます。抗生物質による治療の場合、1週間程度の入院が必要になります。しかし、根本治療ではないため再発することがあります。

腹膜炎を起こしている場合は、手術によって虫垂をとり除くことが必要になります。手術の場合、経過がよければ3〜4日の入院になります。

盲腸は、腹部が急に痛くなり、病院へ行くと緊急手術となることのもっとも多い病気の1

つです。

漢方では、盲腸は熱が腸にたまっている状態と捉え、その熱をとるために「便を下させる漢方薬」を使います。

なんらかの理由で胃腸が熱を持つと、熱によって便の水分量が少なくなり、硬くなって出にくくなります。便を出すことで一緒に熱も出すことができ、それによって盲腸の熱を鎮《しず》めてあげるという考え方です。

瀉《しゃ》下《か》作用がありお腹の熱をとる漢方薬として有名なのは「**大黄牡丹皮湯**（**ダイオウボタンピトウ**）」です。**大黄**（**ダイオウ**）、**牡丹皮**（**ボタンピ**）、**桃仁**（**トウニン**）、**冬瓜氏**（**トウガシ**）、**芒硝**（**ボウショウ**）の５つの生薬《しょうやく》が含まれています。

このうち**大黄**と**芒硝**は代表的な緩下剤《かんげざい》で、**牡丹皮**と**桃仁**には血行をよくしたり炎症を抑えたりする作用があり、**冬瓜氏**には炎症をとり排膿《はいのう》を助ける作用があるといわれます。

盲腸の急性期に、こうした漢方薬を大量に使って便を下させることによって、一緒に熱がとれ、結果、盲腸の症状がおさまります。また、漢方薬を使うと、再発を抑えてくれるといわれています。

▼骨折――漢方薬を服用すると骨の修復が早くなる

骨が折れたり、ひびが入ったりするなど、骨に関係する疾患に対しても漢方薬は有効です。といっても、漢方薬だけで治るというわけではありません。病院でギプスやシーネ（添え木）などできちんと固定をしたうえで、漢方薬を服用することでより早く治すことができます。

よく使われるのは「**防已黄耆湯**（ボウイオウギトウ）」です。一般に、消化吸収を助けながら余分な水をとり除き、全身の機能を高める作用のある漢方薬として知られています。

中身は、**防已**（ボウイ）、**黄耆**（オウギ）、**蒼朮**（ソウジュツ）または**白朮**（ビャクジュツ）、**大棗**（タイソウ）、**生姜**（ショウキョウ）、**甘草**（カンゾウ）の6種類です。「**蒼朮**または**白朮**」と書いてあるように、入っている生薬が**蒼朮**か**白朮**かで作用が変わってきます。

蒼朮は骨に作用する生薬、**白朮**は利水作用の強い生薬です。したがって、骨折など骨の疾患に使う場合は、**蒼朮**の入っている**防已黄耆湯**であることが最大のポイントです。

骨は、骨をつくる骨芽《こつが》細胞と骨を壊す破骨《はこつ》細胞とが常に働き、毎日生まれ変わっています。骨が折れてもくっつくのはこうしたシステムが備わっているからです。

防已黄耆湯の作用機序はまだはっきりしていませんが、骨の代謝能力を上げて再生機能を高めることで修復を促すのかもしれません。

骨折のほかにも、「脊椎分離症《せきついぶんりしょう》」など骨が欠けている場合や、「骨粗しょう症」など骨がもろくなっている場合にも、**防已黄耆湯**を使います。

▼こむらがえり――激痛が一包で即鎮まる

「漢方薬には即効性がない」というイメージをくつがえすのが、こむらがえりに対する「**芍薬甘草湯（シャクヤクカンゾウトウ）**」です。

こむらがえりとは、いわゆる「足がつった」という症状で、筋肉が異常に収縮して、けいれんすることで起こります。

ちなみに「こむら」とは、ふくらはぎのことを指し、その名の通り、ふくらはぎの筋肉に起こることが多いのですが、足の裏や足指、太もも、胸など身体のどこでも起こります。

運動中や就寝中に発症することが多く、とくに夜中に突然、足がつり激痛で目が覚めておさまるまでつらい思いをした、という経験をお持ちの方もたくさんいらっしゃると思います。

こむらがえりは加齢とともに起こりやすくなり、50歳以上ではほぼ全員が一度は夜間のこむらがえりを経験しており、60歳以上では６％の方が毎晩こむらがえりに襲われているという報告もあるそうです。

漢方では、こむらがえり（筋肉がつった状態）を、「気」（生命エネルギー）と「血」（栄養分）が急激に不足してしまったことで、けいれん性の痛みが生じた状態と考えます。

そして、不足してしまった「気血を補い筋肉の急なけいれんを鎮める漢方薬」を選択します。代表的なのが**芍薬甘草湯**（シャクヤクカンゾウトウ）です。

芍薬甘草湯は、**芍薬**（シャクヤク）と**甘草**（カンゾウ）という2つの生薬で構成され、どちらも筋肉のけいれんを鎮めて、痛みを和らげる作用があります。

しかも、漢方薬は配合されている生薬の種類が少ないほど、効き目が強くて早いという特徴があります。生薬が2種類というシンプルな構成の**芍薬甘草湯**は、それだけ即効性があり、たいてい一包飲めばすぐ効きます。

芍薬甘草湯は、体力にかかわらず基本的に誰でも使えます。ただ、「予防のために」と飲み続けるのはよくありません。

甘草はとりすぎると血圧が上がったり、むくんだりして、かえって調子が悪くなります。詳しくはあとの項目でお話ししますが、**甘草**は食品にもたくさん含まれており、摂取過剰になりやすいので、必要なときだけ飲むようにしましょう。

即効性があるので、こむらがえりが起こってから飲んだのでも十分間に合います。

▼ストレス――漢方薬でストレスを受け流せるようになる

現代日本はストレス社会といわれ、誰もがなにかしらストレスを抱えて生きています。「ストレス性胃炎」「ストレス性難聴《なんちょう》」という病名もあるように、ストレスはイライラや精神疲労だけでなく、さまざまな病気や障害を引き起こす原因となることがあります。たとえば、自律神経失調症やうつ病、パニック障害、気管支喘息《ぜんそく》、過敏性腸症候群、メニエール病などもストレスが関与していると考えられ「ストレス疾患」と呼ばれます。

まさにストレスは万病のもと！です。

ストレスを完全になくすことはできませんから、よくいわれるように、ストレスに負けないよう、ストレスをこまめに発散して、ためこまないようにすることが大切です。

実は、漢方薬もストレスに負けない心身をつくるサポートができます。

漢方医学では、「気」を身体のエネルギーであると同時に、身体のあらゆることをコントロールする司令塔のような存在と捉えています。そして、ストレスがたまると気のめぐりが滞《とどこお》り、それが原因でさまざまなトラブルを引き起こしやすくなると考えます。

ですから、**ストレスに対しては、「気を発散させる漢方薬」がよく使われます。**気を改善させることで心身のバランスを整え、ストレスを受け流せるようにし、症状を抑えたり改善したりしていきます。

ただし、「ストレスにはこの漢方薬」と決まっているわけではありません。「証《しょう》」つまりストレスによってあらわれている症状やその方の体質・性格によって変わってきます。たとえば、せっかちな人とおっとりな人とでは使う漢方が違います。

例をあげると、気弱で虚弱な体質でおどおどビクビクしやすい人が、ストレスによって緊張しすぎて消耗し神経衰弱している場合には「**桂枝加竜骨牡蠣湯（ケイシカリュウコツボレイトウ）**」を、比較的体力があってせっかちで、ささいなことでイライラしやすい方が、精神不安があって神経過敏になり動悸《どうき》や不眠が出ている場合には「**柴胡加竜骨牡蠣湯（サイコカリュウコツボレイトウ）**」を、それぞれ使うことがあります。

このように、厄介《やっかい》なストレスにも対応できる漢方薬は、現代の「魔法薬」といえるかもしれません。

▼非結核性抗酸菌症（肺MAC症）——特異的に作用する漢方薬がある

私自身が漢方薬の底力に驚いたのが、この病気に対する効果です。西洋医療では「非結核《ひけっかく》性抗酸菌症《せいこうさんきんしょう》（肺MAC症）」の治療法は確立されていませんが、漢方薬でなら症状を緩和してくれることもあります。

非結核性抗酸菌とは、結核菌とライ菌以外の抗酸菌の総称で、それらの菌によって起こる感染が非結核性抗酸菌症です。そのうち約80％をしめるのがＭＡＣという菌による「肺ＭＡＣ症」です。

ＭＡＣ菌をはじめ抗酸菌の多くは土壌や水まわりなどの環境中に存在しており、過労や過度なストレス、術後などによる免疫の低下が原因となって感染しますが、人から人へ感染することはありません。近年、感染者数が増えており、患者さんの95％は40歳以上の女性といわれます。

感染初期はほとんど症状がなく、検診や人間ドックでの画像検査で発見されたり、痰《たん》や咳《せき》といった症状や血痰（単に血液が混じっている場合）が出ることで発見されることもしばしばです。

進行すると、息切れや熱、喀血《かっけつ》などの症状があらわれてきます。また、肺に繊維化が起こることもあります。線維化とは、肺（肺胞）の壁に炎症や損傷が起こって壁が徐々に厚く硬くなることで、酸素をとりこみづらくなり身体が酸素不足に陥《おちい》ります。

病院で治療を行う場合は、基本的に抗生物質を使います。結核と似た菌のため、抗結核剤２～３剤の多剤併用療法が長期間（年単位）にわたって行われますが、肝機能障害など副作用が強いうえあまり効果がないことも。そのため高齢者の場合は経過観察になることもよくあります。

また、年齢が若く病変が肺の一部に限局している場合は、根治的な内科治療がないため外科手術が選択されることもあります。

実は、漢方薬の中には抗生物質に似た作用を持つものが何種類かあります。その中の1つが肺MAC症に特異的に作用します。

また、ひとたび線維化すると、もとの軟らかい肺に戻ることはないといわれていますが、肺の線維化も漢方薬で対応が可能です。

基本の漢方としては、先ほどの「抗生物質の似た作用を持つ（菌に対応できる）漢方薬」と「免疫を上げる漢方薬」（**人参湯**《ニンジントウ》）とを併用していきます。

また、症状に対しては、「咳・痰」「血痰・喀血」「体重減少・食欲不振」の3つに分けて漢方薬を選んでいきます。

咳や痰の症状がひどい方には「肺の炎症をとる漢方薬」（**麻**《マ》**黄剤**《オウザイ》＝**麻黄**の配合された漢方薬の総称）と**桔梗**《キキョウ》などの生薬を使った「排膿作用のある漢方薬」を、血痰や喀血をされている方には「血のめぐりを整える漢方薬」（**黄連剤**《オウレンザイ》＝**黄連**の配合された漢方薬の総称や**田七人参**《デンシチニンジン》）で出血を防ぎ、食欲がなくだるさや微熱のある方には「体力をつける漢方薬」（**黄耆**《オウギ》**剤**《ザイ》＝**黄耆**の配合された漢方薬の総称）を使います。

これらの漢方である程度の改善が見られると、「線維化を改善する漢方薬」を併用して、肺をきれいな状態に戻していきます。

【症例】

来局される方の中で、もっとも多い疾患の1つが肺MAC症です。いちばん症状が重く、なおかつ漢方薬が劇的に効いた方のことをご紹介します。

福島にお住まいの女性で、すでに肺に膿《うみ》がたまっており、その除去手術を東京の病院で行う予定になっていたのですが、その前に漢方薬を試してみたいとのことで来局されました。**桔梗**などの生薬を使った「排膿作用のある漢方薬」をお出ししたところ、2ヵ月間服用して、再び上京され病院で検査を受けたところ、膿が消失していて手術の必要がなくなったというのです。

手術をする覚悟で東京に来たのに、手術をしないで帰れることになったと、とても嬉しそうに報告に来てくださいました。

西洋薬では治すことがむずかしいといわれている肺MAC症を、漢方薬の服用で手術を回避できるほどになった。

これは、長年、漢方薬を扱ってきた私の経験の中でも、もっとも漢方薬の底力を実感した症例です。

▼てんかん――病院の薬が効きづらい「難治てんかん」が漢方薬で改善

私が漢方薬の劇的な効果を目の当たりにしたもう1つの例が「てんかん」です。

てんかんは、脳の神経細胞が突然、電気的な興奮を起こすことによって、意識を失ったりけいれんが生じたりする「てんかん発作」を繰り返し引き起こす病気です。

てんかん発作にはさまざまな種類があり、目がチカチカするとか、一方の腕や顔の一部だけが数秒間固くなるなどの軽い症状（部分発作）の方もいれば、突然意識がなくなって転倒し全身が硬直したあと全身をガクガクさせる、という重い症状（全般発作）の方もいます。

ほとんどの場合は数秒から数分間で終わりますが、ときには数時間以上続くこともあります。発作の症状はその方ごとにほぼ一定で、同じ発作が繰り返し起こるのが特徴です。

原因のわからないもの（特発性てんかん）もありますが、原因が明らかなものもあり（症候性てんかん）、一部は遺伝子と関連があると考えられています。また、頭のケガや脳卒中、脳腫瘍、アルツハイマー病などの脳の病気、免疫や代謝の異常などが原因となる場合もあります。60歳を超えると脳血管障害などによって発病する人が増加します。

病院では、抗てんかん薬による治療を行います。原因をとり除くことはできませんが、てんかん発作を起こりにくくするのが目的です。

効き目は、てんかんのタイプによって異なります。特発性で部分発作のてんかんがもっとも治りがよく、抗てんかん薬によって１００％発作が止まりますが、症候性で全般発作のてんかんでは20％の人しか発作が止まらないという研究結果があります。つまり、大人になってからのてんかんで意識を失ったり全身けいれんなどの症状の出る方は、抗てんかん薬では症状を抑えるのが難しいといえます。

抗てんかん薬にはさまざまな種類がありますが、第一選択の薬が効かず、第二選択の薬でも発作が治らない場合を「難治てんかん」といいます。その場合、てんかんのタイプによっては脳の外科手術が検討されますが、手術によって死亡、失語、半身不随などの後遺症が出ることがあります。

さて、漢方治療では、基本的に治療の中心となるのは「脳の電気信号を整える漢方薬」で、よく使うのは「**抑肝散**（ヨクカンサン）」です。脳神経の興奮を鎮める効果があると考えられています。

そして、その方の症状によって併用する漢方薬を変えていきます。たとえば、てんかんの方はミネラルが少ないといわれているため、ミネラル不足の方には「ミネラルを補充する漢方薬」を、発作が頻繁《ひんぱん》に出る方には「発作止めの漢方薬」や「熱を鎮める漢方薬」などを使っていきます。

病院のお薬の効き目が弱く、なかなか改善の見られないようなケースでも、漢方薬で対応できることがあります。


【症例】


20年ほど前にてんかんの症状が出て以来、病院のお薬をいろいろ試したのに効果がなく、発作が止まらないという難治てんかんの40代女性です。

症状としては「右手の痛みを伴う強直《きょうちょく》」と「気を失うくらいの全身けいれん」で、とくに寝ているときが症状がいちばんつらいとのこと。

強直というのは、外傷や疾患のために関節内の骨、軟骨などが傷んでしまい関節がほとんど動かなくなることで、関節の可動域が制限されます。この方は、足の関節にも強直があり杖《つえ》をついておられました。

「血流をよくする漢方薬」(**桃仁**《トウニン》を含む漢方薬)、「筋肉をゆるめる漢方薬」(**芍薬**《シャクヤク》を含む漢方薬)の2種類を服用しはじめてからすぐに効果があらわれたようで、2ヵ月間で2~3回軽い発作があったくらいで、症状なく過ごせたとのこと。また、「杖がないとダメなんです」とおっしゃっていたのが、杖に頼らなくても歩けるようになってきたとのことでした。

服用開始から3ヵ月で、発作もほとんどなくなり、普通に歩けるようになったので、杖はまったく使わなくなったとのこと。1年目には、けいれんなどの症状なく体調よく過ごせるようになったとのことで、２つの漢方薬を半分の量まで落としました。

1年5ヵ月目のとき、ここ数ヵ月の間に一度だけふくらはぎにけいれんがあったものの、そのほかに症状はなく、漢方薬の量を落としても体調よく過ごせているとのご報告がありました。そして、服用開始から2年、発作もほとんどなく調子がよいとのことで、ご本人の希望により服用を終了しました。

最初に来局されたときは、杖をつきながらやっと歩いておられるという印象だったのに、漢方薬を飲むようになったら1年もしないうちにスタスタ歩かれるようになられて、そのお姿に、漢方薬の底力をあらためてみた思いがして、とても印象に残っています。

▼慢性腎臓病（ＣＫＤ）――漢方で透析回避できることもある

私の漢方薬局には、慢性疾患で病院の治療ではなかなか改善の見られない方がたくさんご相談に来られます。その中でも多いのは、手術のできない腎臓《じんぞう》をわずらう方です。

腎臓の主な働きは、老廃物や毒素を尿として体外に排泄すること。ほかにも、体内の水分量や電解質（ナトリウム、カリウムなど）のバランスを整えたり、血圧を調節したり、骨を丈夫に保ったり、血液を増やしたりといった多彩な働きをしており、身体を正常に保つのに重要な臓器です。

糖尿病や高血圧など、なんらかの原因で腎臓の障害あるいは腎臓の機能低下が3ヵ月以上続いている状態を「慢性腎臓病」と総じて呼びます。日本国内の患者数は約1330万人、80代では2人に1人が該当するとされますが、その数は増え続けており、あらたな国民病ともいわれます。

腎臓は「沈黙の臓器」といわれ、慢性腎臓病の初期には自覚症状がまったくないことがほとんどで、知らないうちにどんどん進行してしまうことも珍しくありません。そうして一定のレベルまで悪くなってしまうと、自然に治ることはありません。

今のところ慢性腎臓病を治す特効薬はなく、降圧薬や利尿剤などのお薬を使って原因となっている疾患の症状を軽くしたり、食事や運動など生活管理も行うことで慢性腎臓病の進行や合併症を予防したりします。

慢性腎臓病の進行にともない腎機能が障害された状態を「慢性腎不全」と呼び、腎不全がさらに悪化して自分の腎臓で生命を保てない状態（末期腎不全）になると、腎臓の働きを補うために透析療法や腎移植といった腎代替《だいたい》療法が必要となります。

進行するとあらわれる症状としては、夜間の頻尿《ひんにょう》、立ちくらみや貧血、手足のむくみや疲労感、かゆみ、息切れなどがあります。ただ、こうした症状を自覚するようなら、すでにかなり進行して末期腎不全になっている可能性があります。

実際、当局にも、おかしいと思って病院で検査をしたら、すでに数値がかなり悪く「透析を検討したほうがいい」といわれ、あわてて来られる方も少なくありません。

腎臓の働きを判断する代表的な数値が「血清クレアチニン」（血液中の老廃物の濃度）です。通常は男性１・２mg／dl、女性１・０mg／dl以下が正常で、５・０mg／dl以上になると透析導入が検討されるようになります。

透析療法とは、人工的に血液中の余分な水分や老廃物をとり除き、血液をきれいにする働きを腎臓に代わって行う治療法です。透析を行えば、ある程度までは普通に生活をすることが可能になります。ただ、透析療法そのものに腎臓をよくする作用はなく、一度開始すると生涯続ける必要があり、続けることで透析アミロイドーシスや悪性腫瘍などの合併症が生じることがあります。

また、人工透析をすると、男女ともに平均余命が一般の人に比べて40歳代で約20年、60歳代で10年短くなるという計算もあるそうです。

漢方治療では、「腎臓の炎症を鎮める漢方薬」（**柴胡《サイコ》剤《ザイ》**＝**柴胡**の配合された漢方薬の総称）、貧血には「血を補充する漢方薬」（**当帰《トウキ》**や**地《ジ》黄剤《オウザイ》**＝**地黄**の配合された漢方薬の総称）や「血のめぐりを整える漢方薬」、高血圧がある場合には「高血圧の漢方薬」（黄連剤《オウレンザイ》、黄《オウ》ゴン剤《ザイ》＝黄ゴンの配合された漢方薬の総称）という具合です。

病態や原因を確認していきながら、証（体質や病状の進み具合など）に合う漢方薬を使うことが重要になってきます。そのため、病院での検査結果を必ず持参していただき、数値の推移を確認しながら、漢方薬を変えたり、量を調整したりします。

はじめて来局されたときはクレアチニン値が5・0mg／dlを超えていたのに、漢方を数ヵ月服用すると数値が下がり、透析を回避できたという方もいらっしゃいます。

ただし、慢性腎臓病は、糖尿病、高血圧、喫煙、高尿酸血症など生活習慣と関連しており、適切な食事や運動、禁煙といった生活習慣の改善も重要です。

【症例】

3年ほど前に病院で「慢性腎不全」と診断され、最近になってクレアチニン値が5・45mg／dlまで上がり透析療法をすすめられたため、ご相談にこられた70代の男性。症状としては「かゆみ」があるとのことで、尿毒症があらわれているようでした。

「腎臓の炎症を鎮める漢方薬」と「血流をよくする漢方薬」の2種類を服用。開始から1ヵ月、病院で検査をしたところクレアチニンの数値が5・29mg／dlと改善していたことで、透析直近だったのが一旦様子を見ることになったとのこと。

服用３ヵ月で、クレアチニンの数値が４・88㎎／dlまで改善。透析導入の判断基準となる５・０㎎／dlを下まわったことで、透析を回避することができたとのことで安堵《あんど》されています。さらなる改善を目指して服用継続中です。

▼認知症――近年注目の漢方薬がある

脳が衰え「認知症」になるいちばんの原因は加齢であり、誰しも60歳を過ぎると認知機能が少しずつ衰えるといわれます。超高齢化社会に生きる私たちは誰もが認知症になる可能性があり、決して他人事ではありません。

厚生労働省の高齢社会白書によると、２０２５年には65歳以上の約５人に１人は認知症になると見込まれています。世界的にも２０５０年までに認知症患者数は現在のほぼ３倍になると考えられています。

認知症対策はまさに待ったなしの状態。認知症治療薬の開発が世界レベルで急がれています。そのような中、認知症の治療に対する漢方薬の研究も盛んに行われており、有効性を期待され臨床《りんしょう》で使われるものも増えてきています。

認知症がやっかいなのは、原因によって「アルツハイマー型認知症」、「脳血管性認知症」、

「レビー小体型認知症」の大きく3つのタイプにわかれ、それぞれに対応が異なることです。

3つのうちもっとも多いのがアルツハイマー型で日本の認知症患者の約7割をしめます。原因は異常たんぱく（アミロイドβとタウ）の蓄積による脳の萎縮《いしゅく》と考えられています。もの忘れなどの記憶障害のほか、判断力の低下や日付がわからなくなるなどの見当識《けんとうしき》障害が見られることがあります。

次に多いのは脳血管性認知症で、脳梗塞や脳出血など脳の血管がつまったり破れたりすることで起こります。記憶障害のほかに脳血管障害の起こっている部位によって意欲低下や無関心などざまざま精神症状があらわれます。

レビー小体型認知症は、大脳皮質の神経細胞の中にレビー小体という異常なたんぱく質のかたまりができて、神経細胞を傷つけて壊してしまうことで起こります。ほかの認知症と比べて進行が早いのが特徴です。

記憶障害を中心とした認知症と、手が震えたり動作が遅くなって転びやすくなるパーキンソン病に似た運動障害、そして、実際にはないものがリアルに見える幻視が繰り返し見られます。

西洋医薬による認知症治療薬としては、2023年、日本で認められた「レカネマブ」が期待されています。ただ、レカネマブはアルツハイマー型認知症をターゲットに開発されたものでほかの2つには効果はなく治療の対象外です。

漢方では、こうした認知症の原因には「瘀血《おけつ》」（血の流れが滞った病態）や「腎虚《じんきょ》」（生命を維持するためのエネルギー「腎気《じんき》」が不足した状態）などが影響していると捉え、これらの原因が改善し身体の状態が整ってくると、認知症の発症を遅らせたり症状の緩和《かんわ》につながると考えます。

たとえば、脳血管性認知症は瘀血によって脳の血流量が低下した状態であり、脳の機能を維持するために、血のめぐりをよくし脳に血の栄養を供給することが必要と捉え、「血をめぐらせ瘀血をとり除く漢方薬」（**黄連剤**や**田七人参**）や「良質な血を養う漢方薬」（**当帰**や**地黄剤**）で健脳をうながします。

また、漢方では、脳と腎（いわゆる腎臓ではなく生命エネルギーの源）とは関係が深く、認知症も腎虚による症状の1つと考えられています。とくにアルツハイマー型認知症のように脳の萎縮が原因とされる記憶障害では、腎気を高めることが大切であり「腎を補う漢方薬」（**柴胡剤**）を用います。

さらに、近年の研究によって、認知症のタイプを超え広く効果を期待できるとして「**抑肝散（ヨクカンサン）**」が注目を集めています。

認知症の症状には、誰にでも見られるもの忘れや失語などの「中核症状」のほかに、人によってあらわれ方の違う「周辺症状」（ＢＰＳＤ）と呼ばれる行動・心理症状があります。たとえば、徘徊《はいかい》や抑うつ、意欲低下、ものとられ妄想《もうそう》などです。

抑肝散はこうした周辺症状に対して効果を期待できることが認証研究によっても確認されています。もともと**抑肝散**は子どもの夜泣きや、かんのむしなど神経の高ぶりなどを抑える目的で用いられてきた漢方薬で、てんかんにも使われますが、神経細胞の興奮を抑えることがわかってきているようです。

また、**抑肝散**に含まれる**釣藤鈎**（**チョウトウコウ**）という生薬には、アルツハイマー型認知症の要因とされる異常たんぱく質の悪さを抑える働きのあることが動物実験で明らかになったとのこと。

アルツハイマー型認知症治療の西洋薬としては先ほどの「レカネマブ」がありますが、治療費が年間約３００万円と高額であることが懸念されています。その点、**抑肝散**が治療薬として認められれば、はるかに低価格で治療を受けることができるようになります。

さらに、レビー小体型認知症には今のところ治療法はありませんが、**抑肝散**にはレビー小体型認知症の妄想や幻覚・幻視の症状を改善する効果もあると考えられています。

抑肝散のほかにも、「**抑肝散加陳皮半夏**（**ヨクカンサンカチンピハンゲ**）」、「**黄蓮解毒湯**（**オ**

ウレンゲドクトウ）」、「**当帰芍薬散**（トウキシャクヤクサン）」なども認知症にともなう精神症状や身体症状に対する効果を期待され、臨床で使われています。

また、生薬の**牡丹皮**（ボタンピ）にも**釣藤鈎**と同じく異常たんぱく質の働きを抑える作用のあることがわかっており、今後、こうした生薬や漢方薬をベースにしたアルツハイマーの治療薬が開発されるかもしれません。

ただ、問題は、すでに認知症を発症している方の場合、服薬コントロールが難しいということです。少しでも「おかしい」と感じたら、早めに対策をとることをおすすめします。

▼アンチエイジング（老化防止）――若返りの秘薬が！

「年をとるのは仕方がないけど、いつまでも健康で若々しくいたい」

そのように考える方は多いもの。そして、「健康維持のために、なにか漢方薬を飲んでおこう」、このように考える方も少なからずいらっしゃいます。

しかし、繰り返しになりますが、一部例外はありますが、なにかしら症状がないことには、適切な漢方薬を処方することができません。でも、年を重ねれば、誰だって１つぐらいは気になる症状があるのではないでしょうか。

たとえば、「最近、もの忘れがひどくなってきた」とか「足腰が弱ってきて骨粗しょう症が心配」とか、なにかしらあるはずです。

そうして気になる症状があるのであれば、老化も症状の1つになります。そうであれば、ボケ防止には「血流系の漢方薬」（**桃仁剤**）を、骨を丈夫にするには牡蠣《カキ》の貝がらからつくる生薬の**牡蠣（ボレイ）**を、というように適切なものをおすすめすることができます。

また、「同年代の人と比べてシワや白髪が多く老けて見える」というのも、症状といえます。

老化は誰にでも起こる現象ですが、老化のスピードには個人差があります。東洋医学では**「老化のスピードは腎虚《じんきょ》の進み方の差である」**という考え方があります。

漢方における「腎」はいわゆる腎臓ではなく、内臓の機能のうち内分泌系、泌尿・生殖器系、免疫系、中枢《ちゅうすう》神経系の一部の機能をさし、骨や髄《ずい》、耳、髪にも関与する成長・発育・生殖に影響を与える生命力の源のこと。そして、生命エネルギーのことを「腎気」といい、腎気が不足した状態が腎虚です。

腎気は加齢によって減少しますが、過労や睡眠不足によっても減少します。そして、それにともなって老化現象が起こりやすくなると考えられています。

ですから「同年代の人と比べてシワや白髪が多く老けて見える」のは、腎虚が進んでいると考えられます。ほかにも、「夜何度もトイレに目が覚めてしまう」、「よく眠れない」、「血圧が高め」、「耳が遠くなってきた」、「肌が乾燥してかゆい」、「足腰が冷えてだるい」、「頭が薄くなってきた」、「骨がもろくなってきた」、「膝や腰が痛む」などは腎虚の症状と考えられています。

したがって、老化のスピードをゆるめ、こうした症状を防ぐには「腎虚を補う漢方薬」を使います。

とくにおすすめなのは、生薬の**紫河車**（シカシャ）です。いわゆる「プラセンタ」（胎盤）のことで、秦《しん》の始皇帝《しこうてい》が不老長寿の妙薬として用いたといわれ、その後、**紫河車**という生薬名で幅広く活用されるようになりました。

紫河車は、腎虚に対して補う作用を持ち、補気・養血・益性・安心（気を補い、血を養い、性をまし、精神的に安定させる）という効果のある、まさに滋養強壮・抗老防衰（アンチエイジング）のためのお薬といわれています。

単味《たんみ》（生薬1つだけ）でも用いますが、症状によって**黄耆**（オウギ）などの「補気薬」や、**熟地黄**（ジュクジオウ）などの「補血薬」と一緒に用いることで効果が高まります。作用がゆるやかなので長く服用しても安心です。

プラセンタは美肌効果などで知られ女性のアンチエイジングに使われるイメージがありますが、**紫河車**は男女を問わず使えます。

それ以外にも、私は、夜間頻尿やそれによる不眠、老化による耳鳴りや難聴、高血圧などの症状がとくに気になるという方には、男女を問わず「**八味丸**（ハチミガン）」をよく使います。

八味丸には生薬の**附子**（ブシ）いわゆるトリカブトが含まれていて効き目が強いので、**紫河車**よりも早く効果を実感できます。腎虚が補われ症状が改善されてきたら量を減らすか服用を中止します。

老化を遅らせるということは、それだけ若々しくいられるということ。まさに、「漢方薬に若返りの秘薬あり！」です。

第2章　「漢方ってなに？」がわかる基礎知識

▼上手につきあうために

「漢方薬を試したいけど、種類が多くて、どれを飲んだらいいのかわからない」

「自分の体質に合った漢方薬の見つけ方を知りたい」

このように、漢方薬に興味はあるけれど、どうアプローチすればいいのかわからず迷っていらっしゃる方もまだまだ多いのではないでしょうか。

この章では、知識のない方でも漢方薬を理解し、自分に合った漢方薬を見つけられるよう、漢方薬の成り立ちや、ドラッグストアで買う漢方薬と漢方薬局で調合してもらう漢方薬の違いなど、基本についてお話しします。

「漢方の歴史なんて、どうでもいいから」

このように思われる方もいらっしゃるかもしれません。

ですが、漢方薬の成り立ちや特徴を知ることは、実は、自分に合った漢方薬を選ぶうえで大きなヒントになります。

この章を読み終わる頃には、きっと、「ドラッグストアやネットの通販サイトで適当に買うのはやめて、漢方薬局で自分に合ったものを調合してもらおう」と考える方も少なくないはずです。

▼漢方は日本の伝統医学

「漢方」＝「中国の伝統医学」

おそらく、こう思われている方も多いのではないでしょうか。確かに、漢方のルーツは中国であり、５〜６世紀頃に仏教とともに中国医学が日本に伝わったことがはじまりといわれます。

しかし、日本の風土に合わせて改良を重ね、とくに江戸時代に至って大きく発展を遂げた日本独自の伝統医学です。

「漢方」という呼び名も、江戸後期になってオランダから伝わった西洋医学を「蘭方《らんぽう》」と呼ぶようになり、それと区別するために中国由来の医学という意味でつけられました。ですから、中国には「漢方」と呼ばれるものは存在しません。

漢方医学は、起源は中国であっても、長い年月をかけて日本人の体質に合わせて改良された日本人のための医学であり、中国の伝統医学とは別のものです。

また、「漢方薬」とは漢方医学の考え方をもとにつくられた薬のこと。ですから「漢方を飲む」は、正確には「漢方薬を飲む」ということです。

▼ひとくちに「漢方」といっても大きく2つの流派がある

さて、今の日本では一般的に生薬《しょうやく》を用いた医療をまとめて「漢方」と呼びますが、そこには「日本漢方（漢方医学）」と「中医学」の異なる2つの学問が含まれています。

日本漢方とは、先ほどからお話ししている日本で独自に発達した漢方のこと。日本漢方にはいくつか流派がありますが、江戸時代の中期に出現した「古方《こほう》」派が、現在の日本漢方のはじまりとなっています。

古方では、漢の時代につくられた古典書「傷寒論《しょうかんろん》」などにおける考え方を基本とした経験的・実践的な手法を用い、「この症状にはこの方剤（漢方）」というように、症状から直接処方を考えていきます。

使用する漢方薬も、「傷寒論」の処方をもとに、日本でアレンジされたり、日本であらたにつくられた処方が主に用いられています。

古方は理屈ではなく、多くの患者さんを通して感覚で学ぶものであり、臨床《りんしょう》によって古方が発達しました。ただ、師匠から教わらないと習得が難しいため、現在では古方を学ぶ人は少なくなっています。

もう一方の中医学とは、中華人民共和国成立直後の中国においてつくられた「現代中医学」が、その後、日本に伝わってきたものです。

中国でも西洋医学の流入によって、伝統医学は大きな影響を受けることになりました。西洋医学的には「非科学的」とされる伝統医学を残すため、西洋医学に倣《なら》った伝統的な中医学の科学化がすすめられ、合理的な治療体系へと再構築されました。

こうして中医学の科学化によってつくられた新しい医学を「現代中医学」とし、それまで行われていた「伝統中医学」と区別しています。

現代中医学は、日中平和友好条約締約をきっかけに日本に流入すると、ロジカルで学びやすい医学として日本でも急速な広がりを見せました。歴史は浅いものの、「中医学」という名称で、日本の伝統医学である漢方の一部を構成しています。

古方では見立てる人によって出される漢方がまったく異なることも珍しくありませんが、中医学は体系だった理論的な学問であるため、治療の方向性はどの人が見立ててもほぼ同じになります。

中医学にはマニュアルがあって学びやすいため、現在、街にある漢方薬局の8割ぐらいは「中医学」と銘打っています。とくにネットや本などでは、その説明のしやすさから多くの解説が中医学を採用しているようです。

ただ、日本の中医学は、現在の中国で行われているものとは少し違います。たとえば、中国では使用する生薬の種類が非常に多岐《たき》にわたりますが、日本では扱える生薬に限りがあるため、中国と同じことはできません。

また、日本で保険適用となっている漢方薬の多くは、日本漢方で使われるものが主体となっています。ですから、中医学もまた日本の環境に応じて発展してきたといえます。

▼漢方薬剤師は患者さんと二人三脚で病気に対峙する

私自身は、基本的には日本漢方、それも古方を中心に学んでいます。古方には中医学のような教科書にあたるものはなく、たとえば、咳《せき》の音を聞いたり顔色を見たりして判断していくため、師匠のやっていることを目で見て五感でつかんでいきました。

そのうえで、中医学についても勉強しています。つまり、私の中には日本漢方と中医学と両方の知識が入っており、本書でも2つの概念にもとづきながらお話ししています。おそらく、その点が巷《ちまた》の漢方薬の本とは異なる点だと思います。

さらに、私は薬科大学の薬学部でも学んでいるので、西洋医学も勉強しています。ですから、調剤にあたっては、古方の考えをもとに中医学の技術もとりいれ、病院の検査結果も持ってきていただき、数値も判断材料にしています。

毎回、検査数値を確認することで、その漢方薬が効いているかいないかがよくわかります。ご本人の自覚症状では変化がわかりにくいこともあり、検査数値で見て判断したほうが確実ですし、患者さんも、可視化されることによって、「漢方薬がうまく効いているから頑張ろう」という気にもなります。

検査結果を見ながら漢方の効果を説明し、それを理解していただくことで、ご本人と薬剤師と二人三脚で病気に対峙《たいじ》することができます。

私が薬局長を務める漢方薬局では、薬剤師全員が私と同じように西洋医学の知識があり、検査データも判断材料として活用しています。

漢方独特の概念を基盤とし、日本漢方と中医学の技術を合わせ、さらに西洋医学のエビデンスも使用して、患者さんひとりひとりの症状や体質をより正確に見極《みきわ》め、その方に合った漢方薬を調剤してお出しする。

手前味噌ですが、その点が、ほかの漢方薬局にはない当局ならではの特徴だと自負しています。そのためか、これまでいろいろな治療を試みたもののうまくいかなかったという方が、セカンドオピニオン、サードオピニオンとしてうちに来局されるケースが数多くあります。

▼漢方薬の正体とは

漢方薬は天然由来の「生薬」の組み合わせによってできています。

生薬とは、植物の葉や茎、根などや鉱物（石膏《セッコウ》など）、動物（セミの抜け殻やマンモスの化石など）の中で薬効があるとされる部分を、加工（煎《い》る、乾燥する、蒸《む》すなど）したものをさします。「修治《しゅうち》」といって、保存性を高めたり、毒成分を減じたり、有効性を高めたりするための特殊な加工がされることもあります。

どの植物の根っこに人の身体に対する有効な働きがあるのかなど、はじめは誰にもわからなかったでしょう。長い年月をかけて、それぞれの生薬にどのような働きがあるかを経験的に発見していったのです。

ただし「生薬」＝「漢方薬」ではありません。たとえば、生薬の王様ともいえる**人参**（ニンジン）は、民間薬として昔から単独で用いられてきました。しかし、漢方の場合は、**甘草湯**（カンゾウトウ）など一部の例外を除いて、単味《たんみ》（生薬1種類）のものはほとんどありません。**漢方薬は、基本的に2種類以上の生薬を、漢方理論に基づき一定の割合で組み合わせることでつくられます。**

たとえば、風邪薬としてよく使われる**葛根湯**（カッコントウ）は、**葛根**（カッコン）、**麻黄**（マオウ）、**生姜**（ショウキョウ）、**大棗**（タイソウ）、**桂枝**（ケイシ）、**芍薬**（シャクヤク）、**甘草**（カンゾウ）の7種類の生薬から構成されています。

漢方薬もまた、漢方の長い歴史の中で、いろいろな生薬の組み合わせを試しながら、どの組み合わせがどの症状に効果があるかを見つけ出すことで、さまざまな処方がつくられてきたのです。

　さて、日本で医薬品あるいは医薬品原料として使用される生薬は200〜300種類あり、そのほとんどは中国から輸入されています。

　ちなみに中国で使用される生薬は600〜1000種類にものぼります。前の項目でもお話ししたように日本漢方で使う漢方薬の処方は、「傷寒論」をお手本にしています。ですが、生薬には日本で認められていないものも多いため、日本で入手しやすく、なおかつ日本人の病態に適した生薬を使用するようになり、漢方薬も変化していきました。

▼漢方薬は時代に合わせて進化し続けている

　この先、さらに新しい漢方薬の処方が開発されるかどうかは、まだわかりません。ただ、昔と比べて社会環境が変わってきたことで、私たちの身体や病気も変化しています。それに応じて、すでにある漢方薬の生薬の量を増やしたり減らしたりと微調整することで、新しい効能が生み出されています。

　たとえば、体の弱い人の風邪の引きはじめに適している「**桂枝湯**（ケイシトウ）」は、**芍薬**（シャクヤク）、**桂皮**（ケイヒ）もしくは**桂枝**（ケイシ）、**大棗**（タイソウ）、**甘草**（カンゾウ）、**生姜**（ショウキョウ）の5種類の生薬からできています。

このうち芍薬の量を増やすと、「**桂枝加芍薬湯**（ケイシカシャクヤクトウ）」という過敏性腸症候群に効果のある漢方薬になります。過敏性腸症候群は、検査を行っても腸に炎症などの異常はなく、その原因はストレスや生活環境などで、現代病と考えられています。

漢方薬は歴史が長く、古いものというイメージがありますが、時代に合わせて進化しているのです。

▼コンビネーションで力を発揮する漢方薬

前の項目でお話ししたように、生薬1つ1つにも効能はあるけれど、組み合わせることで大きな相乗効果が生まれてくる。**組み合わせで効果を出すというのは、漢方の素晴らしさでもあり、奥深さでもあります。**

西洋薬にはないこの点について、もう少しご説明します。

まず、「加味《かみ》」といって、漢方薬は生薬を1つ加えるだけで作用が変わります。

たとえば、前の項目でもふれたように「**桂枝加芍薬湯**（ケイシカシャクヤクトウ）」は5種類の生薬からできています。この**桂枝加芍薬湯**に**膠飴**（コウイ）という生薬を加えると、「**小建中湯**（ショウケンチュウトウ）」という虚弱体質の改善に有効な漢方薬になります。

また、「合方《ごうほう》」といって異なる漢方薬を一緒に併用することで、効果が上がったり、まったく違った効能を発揮したりするようになります。

たとえば、女性の更年期障害に使われる「**加味逍遙散**（カミショウヨウサン）」や「**女神散**（ニョシンサン）」を単独で服用して効果の見られない場合、「**黄連解毒湯**（オウレンゲドクトウ）」を合方するとうまくいく場合があります。

また、肝炎には、慢性の肝炎や胃腸炎に効果のある「**小柴胡湯**（ショウサイコトウ）」と、胃腸の不調に効果のある「**補中益気湯**（ホチュウエッキトウ）」を組み合わせて使うと、より効果的であることがわかっています。

さらに、漢方薬の中には、もともと合方されているものも存在しています。風邪をこじらせたときに使われる「**柴胡桂枝湯**（サイコケイシトウ）」は、前述の「**桂枝湯**（ケイシトウ）」と「**小柴胡湯**（ショウサイコトウ）」とを合方してつくられたものです。

このように、生薬同士、漢方同士のコンビネーションによって、変幻自在に効果が変わるところも、漢方の大きな特徴といえるでしょう。

▼漢方薬は医薬品、保険がきくものもある

漢方には、長い歴史を通して積み重ねられてきた膨大な知見と、培《つちか》われてきた経験や知恵がつまっています。そのため、エビデンスを重視する西洋医学では原因のつかめない痛みな

どの症状において、漢方薬が効果を発揮する例もたくさんあります。

そうした経緯から、現在では漢方医学は日本の正規医療に組みこまれ、漢方薬も医薬品として認められています。多くの医学部では、漢方について学ぶカリキュラムが組まれています。

漢方医学と西洋医学とは考えの異なるところもありますが、医師の9割は日常的に漢方薬を処方しているといわれ、西洋薬と漢方薬とを組み合わせた治療を行い、お互いの長所を生かす方法で使用されています。

現在、保険のきく医療用漢方薬は複数あります。保険はきかないものの医師の処方なしで買える一般用漢方薬は約290種類あります。また、「薬局製剤」といって、許可を受けた薬局開設者が調合・販売できる医薬品があり、漢方薬も含まれています。

なお、現在、日本で製造販売されるすべての医薬品は厚生労働省の許認可制度で管理されていて、効能効果は厚労省の認めたもののみを記載することになっています。

漢方薬の場合、現代医学的に当てはめられた病名や古典の記載から読みかえられた症状名が、効能・効果として後から決められました。しかし、もともとの概念が違うことから、正確にあらわすことは不可能ですし、抜けているものもあります。そのため、漢方薬の場合、効能・効果の記載は本来の使い方と一致しないこともよくあります。

本書でも、添付文書に効能・効果として記載されていないことを書くことはできないため、「この病気にはこの漢方薬を使います」といえないところもあります。その場合は、「血のめぐりを整える漢方薬」というような表現になっています。

▼皮膚炎に効く漢方薬で血圧が下がる——１つの漢方薬で幅広い効果が

西洋医学は、病気の原因となる悪い部分をターゲットに治療することを目的とし、薬も１種類で１つの症状を集中的に治《なお》せるものが多くなっています。

一方、漢方は、**身体のさまざまなバランスの乱れを整えて人間が本来持っている自然治癒力**《ちゆりょく》**を高めることを基本にしており**、漢方薬もさまざまな生薬を組み合わせてつくることで、１つの漢方薬でいろいろな症状に対応することができます。

たとえば、アトピー性皮膚炎や乾癬《かんせん》など皮膚の疾患に効果のある「**温清飲**（ウンセイイン）」は、女性の高血圧にもよく使われます。皮膚と高血圧では、西洋薬ならまったく違う薬になりますが、漢方薬は同じもので治せるというのがおもしろいところです。

実は、こんなことがありました。咳の症状で来院された方に、「**竹葉石膏湯**（チクヨウセッコウトウ）」をお出ししていたところ、糖尿病の検査数値がぐっと下がったのです。しかし、**竹葉石膏湯**の添付書の効能効果の欄には糖尿病は記載されていません。

糖尿病の方には水分をとっても喉が乾くという特徴がありますが、漢方では身体の中に熱がたまって喉を潤《うるお》すことができない状態と考えます。**竹葉石膏湯**には、**麦門冬**（バクモンドウ）と**石膏**（セッコウ）という生薬が入っており、**麦門冬**には喉を潤す作用があり、**石膏**にも熱をとり炎症を鎮《しず》める働きがあり、２つの生薬の相乗効果のあらわれではないかと思います。

このように、漢方薬は、添付文書に記載されているのとは違う、驚くような有効な作用を持っていることもしばしばあり、奥深さを感じます。

▼入手のルートは３つ

漢方薬を手に入れるには３つの方法があります。

１つは、病院やクリニックで医師に処方してもらう方法です。医師の診断によって治療に必要とされると、保険が適用されます。ただし、病気の予防や美容が目的の場合は、保険はききません。

２つ目は、漢方専門薬局です。保険適用はされませんが、漢方薬に詳しい薬剤師が、その人の体質や症状に合う漢方薬（主に煎じ薬）を提案してくれます。

３つ目は、ドラッグストアやインターネットの通販サイトなどで購入する方法です。もっとも手軽に漢方薬を手に入れることができますが、必ず説明をよく読んで選ぶことが大事です。

一般用漢方薬は安全のために医療用よりも成分量が少なくつくられているため、効果は緩やかなものが多く、それだけ副作用も出にくいとされます。ですが、合わないものを服用すると、かえって体調が悪化することもあります。少しでも変調を感じたり、気になることがあれば、医師や薬剤師など専門家に相談することを強くおすすめします。

▼煎じ薬、顆粒、錠剤、カプセル剤……剤形によって効き目が違う

漢方薬の伝統的な剤形（薬の形態）は、複数の生薬を細かく刻んで混ぜ合わせたものを水から煮出してつくる「湯剤《とうざい》」いわゆる煎《せん》じ薬（液状）です。そのほかに、生薬の粉末を混ぜた「散剤《さんざい》」、生薬の粉末を混ぜて蜂蜜などで丸めた「丸剤《がんざい》」、また「軟膏剤《なんこうざい》」も以前からあります。

近年になって、湯剤を乾燥させて顆粒状《かりゅうじょう》にした「エキス剤」が開発されました。病院で処方される漢方薬やドラッグストアなど一般に販売されているもののほとんどは、このタイプです。さらにエキス剤を利用した錠剤やカプセル剤、トローチ剤、ドリンク剤などさまざまな剤形が開発され、漢方の需要が伸びている大きな要因の1つとなっているようです。

エキス剤は、煎じる必要がなく手軽に服用できて、保存や携帯にも便利というメリットがあります。しかし、その一方で、エキス剤は、顆粒状にするために湯剤にさらに熱を加えて噴霧乾燥させるため、薬の効果を出してくれる香りや精油成分が飛んでしまいます。そのため、薬の効き目は、煎じ薬より低いというデメリットがあります。

とくに**桂枝**（ケイシ）や**蘇葉**（ソヨウ）などが入っている「**桂枝加竜骨牡蠣湯**（ケイシカリュウコツボレイトウ）」や「**半夏厚朴湯**（ハンゲコウボクトウ）」のような「気剤《きざい》」（気を改善する薬剤）では精油成分が大事になってくるため、煎じ薬とは効果が大幅に違うこともあります。

また、前の項目でお話ししたように一般用は安全のために医療用よりも成分量が少なくつくられているので、効果はより低くなります。

さらに、医療用・一般用を問わずエキス剤は生薬が一定の分量でつくられているのに対し、煎じ薬は生薬の分量や種類をその人の体質や症状に合わせて調整できるという大きなメリットがあります。

煎じ薬はつくるのに手間がかかり、特有の味や香りで飲みにくいというデメリットはありますが、漢方薬の効果をいちばん引き出してくれるもっとも効果的な服用方法です。

なお、私の漢方薬局では、煎じ薬とエキス剤の中間をとって生薬を粉砕した粉薬もお出ししています。煎じ薬より効果は少し落ちますが、飲みやすいため、こちらを選ばれる方も少なくありません。

▼病院の漢方薬と漢方薬局の漢方薬とは、どう違う？

病院と漢方薬局の大きな違いは、大きく５つあります。

＊病院と漢方薬局との違い１――漢方薬局では漢方薬をオーダーメイドできる

「はじめに」でもいいましたが、「風邪には**葛根湯**」のように「病名＝この漢方薬」と思われている方も多いですが、「風邪＝**葛根湯**」というわけではありません。

風邪の漢方薬としては、「風邪を引いた時期」がいちばん大事になり、病状の進行によって漢方薬は変わっていきます。さらに、同じステージであってもその方の体質によって適した漢方薬は変わります。

漢方薬は、その方の年齢や体格、体質や体力、免疫力など今の状態を表す「証《しょう》」などいろいろなことを考えながら出していかなくてはいけません。ひとりひとりに適した正しい漢方薬を選ぶには、しっかり時間をかけて見立てをしていくことが重要になります。

＊病院と漢方薬局との違い２——専門知識の有無

治療に漢方薬を使っている医師の中には、漢方に関する専門知識をお持ちでない医師もいらっしゃるようで、首を捻《ひね》ってしまう処方がなされていることもあります。

たとえば、病院では、お腹の痛みを訴える患者さんに、「**大建中湯**（ダイケンチュウトウ）」という漢方薬がよく処方されます。しかし、**大建中湯**は基本的に温める漢方であり、腹部膨満感やお腹の張りなど腹痛が起こっているときは腹部に熱がたまっている状態です。

これでは、熱に熱を加えているようなもので、私たちからするとあり得ない処方です。おそらく、製薬メーカーの人たちからの説明を聞くなどして「お腹の痛みは**大建中湯**を出す」というように、医師の間でマニュアル化しているのではないかと思います。

漢方の専門家のいる漢方薬局では、こうした選び方は起こりにくいと思います。

なお、誤解のないようつけ加えておくと、漢方に詳しい医師もいます。病院で漢方を出してもらうのなら、ネットなどで調べて漢方専門医のいる医療機関を受診してみてはどうでしょう。

＊病院と漢方薬局との違い３——剤形の違い

前の項目でもお話ししましたが、現在、病院でもらえる漢方薬のほとんどは、「ツムラ」

「クラシエ」「コタロー」といった製薬メーカーの製造したエキス剤です。一方、漢方薬局では主に煎じ薬になります。

重ねていいますが、エキス剤は飲みやすく便利ですが、効果は煎じ薬に劣ります。

「効果が半分なら、倍飲めばいい」

このように考える方もいらっしゃるかもしれませんが、倍飲むと副作用が出てしまう確率が高くなります。

原則として、漢方薬にも副作用はあります。たとえば、慢性の胃腸炎や肝炎によく使われる「**小柴胡湯**（ショウサイコトウ）」や、一般に「なんとなく元気が出ない」ときに選ばれることの多い「**補中益気湯**（ホチュウエッキトウ）」には、用量、用法を間違えたり、所見の悪い生薬を用いると、間質性肺炎の副作用のあることもあります。

また、病院で漢方をもらう場合、同じ患者さんに対して複数の医療機関から複数の漢方薬が処方されるケースも珍しくなく、ポリファーマシー（多くの薬を服用することにより副作用などの問題が起こること）の懸念があります。

漢方薬を複数処方する場合は、構成する生薬が重複していると、生薬量が過量になり副作用の出ることがあります。エキス剤は配合されている生薬の量を調整できないため、複数投与すると単純に生薬の足し算になってしまうので、重複する生薬に注意が必要です。とくに、

麻黄（マオウ）、**大黄**（ダイオウ）、**附子**（ブシ）、**甘草**（カンゾウ）は要注意です。

麻黄にはエフェドリン類が含まれているため、交感神経刺激作用があり頻脈《ひんみゃく》や高血圧、食欲不振などの副作用があります。そのため、高血圧や心臓病、脳卒中既往など、循環器系に病気のある人は慎重に用いる必要があります。

大黄には瀉下《しゃか》作用があるため、過量投与すると下痢になります。

附子は熱剤（身体を温める作用のある薬）なので、とりすぎると発汗、動悸《どうき》、舌のしびれ、食欲不振などが生じます。

そして、**甘草**は長期による過量投与で、低カリウム血症といって血圧が上昇する副作用を誘発することが知られています。**甘草**は、それ自体にも抗炎症作用などがありますが、ほかの生薬の力を強めたり毒性を緩和させたりする力があり、調和薬として使われることも多く、漢方の配合の中ではもっとも多用されている生薬です。

医療用漢方薬１４８処方中１０９処方に含まれているため、とくに重複が起こりやすいといえます。

その点、煎じ薬であれば、複数処方を合わせてつくるときに重複する生薬があれば、多いほうの量を選択して調合します。つまり煎じ薬なら微調整がしやすいため過量になりません。そのため、煎じ薬では漢方薬の副作用を抑えつつ効果を最大限に発揮することができます。

＊病院と漢方薬局との違い４――生薬の質の違い

来局された方に、病院で出された漢方薬と同じ名の漢方薬をお出しすると「効き目が全然違う」とよくおっしゃいます。

この違いは、配合されている「生薬の質」の違いです。

生薬の多くは食材であり、食材の良し悪しは、その食材の栄養源などの環境が重要です。たとえば、ゲージの中でホルモン剤や抗菌剤などを使って飼育された鶏肉と、放し飼いで抗生物質や添加物などを使用しないエサで育てられた鶏肉では、味も栄養価も異なります。

生薬も同じで、大量栽培された生薬からつくられた漢方薬と、ひとつひとつ吟味《ぎんみ》して選定した高品質な生薬を、さらにあぶるなど修治して副作用が出づらくしたものからつくった漢方薬とでは質が違います。

質のよいものは効果も違ってきます。また、質のよいものは副作用も出づらいと私は考えています。繰り返しになりますが、漢方薬でも副作用が出ることはあります。服用前には、医師や薬剤師に十分ご相談ください。

前述の間質性肺炎の副作用のある「**小柴胡湯**（ショウサイコトウ）」は、胃腸や肝臓疾患のほかに風邪や咽頭痛にも使います。私自身も風邪をひくといつもお世話になっています。しかし、私も含めて副作用が出たことはありません。

ただし、漢方薬局ならすべて質がよいとはいいきれません。むしろ、薬局によって品質に差が出やすいともいえます。

＊病院と漢方薬局との違い5——保険がきくか、きかないか

漢方薬局で、オーダーメイドでつくった漢方薬は、保険適用されないため、それなりに高価になります。ですが、値段はお店によって大きく異なります。

すでに加工済みのいわば「出来合いの生薬」を使っているところは原価率が高く、それだけ漢方薬の値段も高くなります。当局では、原料の生薬を仕入れてから修治を行い1つ1つ「手づくり」している生薬が多いので、原価率は低くなります。相談料もとくにいただくわけではありませんので、それだけ漢方薬の値段を抑えることができます。

当局では煎じ薬1ヵ月分でだいたい2万円ぐらいになりますが、決して高いほうではないと思います。

病院でもらうエキス剤は、ほとんどの場合、保険が適用されます。実は、医療機関によっては、保険適用内で煎じ薬を処方してくれるところもあります。

しかし、この場合は、漢方の高度な知識を持った専門の医師と、その処方に対応できる薬局・薬剤師のいるところである必要があるため、対応している医療機関は多くありません。

さらに、漢方薬を扱っている医療機関であっても、煎じ薬に関しては自由に生薬を用いて処方する自費診療を行うところが増えてきています。

このように、病院にも漢方薬局にもそれぞれメリット・デメリットがあります。病院と漢方薬局、煎じ薬とエキス剤、それぞれの特性を理解したうえで、漢方薬を上手に活用することで、健康長寿につなげることができるでしょう。

▼漢方は体質改善より症状をとるのが優先

「私の体質に合った漢方を出してくれますよね」

はじめて来局された方にこのようにいわれることがあります。そういうとき、私は「まずは、いちばん不快な症状をとらせてもらっていいですか」といって症状を詳しくうかがいます。

おそらく、巷の漢方薬局の多くは、「あなたに合う漢方はこれです」といって処方されるのでしょう。

ですが、それでは効果が薄いのです。漢方薬を求めるということは、頭痛とかストレス疲労とか胃腸の不調とか、なにかしら気になる症状があるはずです。そこにフォーカスしていないと、「なんだか全然効いてないんだけど」ということになってしまいます。

「あっちもこっちも調子が悪いから、いっぺんにスッキリしたい。漢方薬ってそういうの得意だよね」

このように思いこまれている方も少なくありません。ですが、なんらかの自覚症状がある場合には、漢方薬も1つ1つの症状に当てて処方していくことになります。

これを漢方では「標本治療」といいます。

現在表面に出ている症状を改善することを「標治《ひょうち》」、病の原因部分を治療し、根本的に体質を変えて薬をやめても症状が出ないようにすることを「本治《ほんち》」といいます。まず標治によって症状をとり、それから本治を行うというのが、漢方の方針です。

急性の風邪であれば、発熱や悪寒などの症状を改善する標治を行えば、その間に、たいてい風邪の原因ウイルスは自然に消失していきます。つまり標治によって自然に本治が行われます。

また、慢性疾患においても、慢性疾患の人が風邪にかかった場合、もともと持っている慢性疾患を治療する本治を優先して風邪の症状を放っておくと、どんどん悪化してしまい、慢性疾患にも影響が出るようになります。

漢方では、あらかじめ病気になりにくくするために体質を改善することが大事だと考えます。しかし、体質改善ばかりを優先してしまうと、症状によってはさらに悪化してしまう場合があります。

もちろん標治と本治を同時に行うのが理想ですが、現実的にはすべてを一度に行うのは難しい。意外に思うかもしれませんが、本質的な部分より、いま表に出ている急を要する症状を優先する、つまり根本治療より対症療法を優先して「治すこと」を第一とするのが漢方治療の理論です。

ですから、漢方薬を選ぶときは、まず、自分のいちばん気になる症状を把握することが大事です。

▼漢方薬の得意なこと、苦手なこと

自律神経失調症は漢方の得意分野です。その一方で、漢方にはちょっと苦手な分野というのがあります。

1つは、「麻痺《まひ》」です。たとえば、脳梗塞《のうこうそく》などによって脳や神経に障害が起こると、筋肉が思うように動かなくなる麻痺の症状があらわれることがあります。

脳や神経が損傷して細胞が死んでしまうと、回復するのは困難です。死んだ神経細胞の代わりに機能を回復させるのは西洋医学でも厄介《やっかい》で、漢方薬でも麻痺を完全にとることは難しいといえます。

ただし、麻痺の症状が起きてからでは治しづらいですが、第1章でもお話ししたように脳梗塞が起こる前に漢方薬で予防することは可能です。

また、これは当局の場合ですが、がん（悪性腫瘍）や白血病を罹《り》患《かん》されている方のご相談は、基本的に受けていません。

西洋医学は病気の原因となる悪い部分をターゲットに治療することを目的としていますが、漢方の服用方針は、症状を改善する標治が優先で、病気の原因を治す本治はそのあとです。

したがって、MRIなどでがんの部位が特定されているような場合には、原因部分をストレートに叩く手術や化学療法、放射線治療といった西洋医学が治療の主役になります。漢方薬は、治療の副作用を軽減したり、がんによる体力低下の改善をしたりといった支持療法によって、生活の質を改善することを目指すことになります。

そして、漢方薬が不得意というわけではないのですが、西洋医学との住み分けができているのが、生活習慣病として知られる「高血圧症」、「糖尿病」、「脂質異常症」（高脂血症、高コレステロール血症）です。

これらの病気のもとである血圧、血糖、コレステロールは、いずれも西洋医薬によってコントロールできるため、これらの数値を下げるために漢方薬を求められる方はほとんどいま

郵便はがき

切手をお貼りください。

102-0071

東京都千代田区富士見一－二－十一

KAWADAフラッツ一階

さくら舎 行

住所	〒 都道府県		
フリガナ		年齢	歳
氏名			
		性別	男 女
TEL	( )		
E-Mail			

愛読者カード

ご購読ありがとうございました。今後の参考とさせていただきますので、ご協力をお願いいたします。また、新刊案内等をお送りさせていただくことがあります。

【1】本のタイトルをお書きください。

【2】この本を何でお知りになりましたか。

1.書店で実物を見て　2.新聞広告（　　　新聞）
3.書評で（　　　）　4.図書館・図書室で　5.人にすすめられて
6.インターネット　7.その他（　　　）

【3】お買い求めになった理由をお聞かせください。

1.タイトルにひかれて　2.テーマやジャンルに興味があるので
3.著者が好きだから　4.カバーデザインがよかったから
5.その他（　　　）

【4】お買い求めの店名を教えてください。

【5】本書についてのご意見、ご感想をお聞かせください。

●ご記入のご感想を、広告等、本のPRに使わせていただいてもよろしいですか。
□に✓をご記入ください。　□ 実名で可　□ 匿名で可　□ 不可

せん。

たとえば、糖尿病が進むと、目の中の血管が傷つくことで視力が落ちる「糖尿病性網膜症」、手足のしびれや感覚が鈍くなる「糖尿病性神経障害」、腎臓の働きが悪くなってむくみや食欲不振、倦怠感《けんたいかん》などの症状の出る「糖尿病性腎症」などの合併症があらわれてきます。

私の漢方薬局に来られるのも、糖尿病自体ではなく、実際に、目が悪くなる、腎臓が悪くなる、手足がしびれてくるといった合併症の症状が出てきた方たちです。

合併症が出るということはそれだけ糖尿病が進んでいるということですから、簡単ではありませんが、それでも1～2年ほど漢方薬の服用を続けることで数値は改善し、症状も和らいでいきます。

▼飲むタイミング

一般的に、漢方薬は食前または食間に飲むことが推奨されます。

漢方薬は、天然の草根木皮、動物や鉱物からつくられたものが多く、身体に自然と吸収されていくという特徴があります。そのため、食後に服用すると食べたものと一緒に吸収されるため、効果が薄れる場合があるのです。

前の項目でもふれましたが、生薬をとりすぎると副作用が出やすくなります。生薬の中でもとくに甘草（カンゾウ）は、薬用以外にも天然の甘味料として使われることが多く、醤油などいろいろな食べものに含有されています。また、着色料として使われることもあります。そのため、昔に比べて日常的に甘草をとる機会が多くなっており、そこに漢方を服用すると甘草の摂取量がさらに増えることになり、それだけ副作用が出やすくなってしまいます。

漢方薬は、生薬同士、あるいは漢方同士を組み合わせることで効果を発揮するため、コンビネーションが大事だといいました。食べものにも甘草などの生薬が入っているので、食事と一緒に漢方薬を飲むと違うコンビネーションが出てしまう可能性があります。それを避けるためにも、漢方薬の服用は空腹時がベストタイミングです。

また、漢方薬は基本的に人肌以上に温めて飲むのが効果的です。ですから、エキス剤や粉薬の場合も、白湯《さゆ》で服用するのが効果を最大限に引き出す秘訣です。ただし、出血がある場合は、水で飲む場合もあります。

▼効き目の目安は3ヵ月

「漢方薬はどのくらいで効きますか」

このように聞かれることがよくあります。

漢方薬はじわじわと効くもので、即効性には欠けるというイメージがあるようですが、決してそうではありません。急性の風邪などは、西洋の化学合成薬を使うよりも、漢方薬を使ったほうが治りが2～３日早くなるというデータがあります。

こむらがえりのときも、たいてい**芍薬甘草湯（シャクヤクカンゾウトウ）**をたった一包飲むだけで効きます。

一方、慢性の症状を訴えられている方には、「３ヵ月は様子をみてください」とお答えします。

急性疾患では病状が落ち着くと治療が終わりますが、慢性疾患では体質改善が必要となるからです。もちろん「３ヵ月」には理由があります。

女性ならご存じのように、私たちの皮膚は28日周期で古い細胞から新しい細胞へと入れかわっています。肝臓は１ヵ月超、筋肉細胞は３ヵ月、赤血球は４ヵ月で、それぞれ新しく生まれ変わります。骨は丸ごと入れかわるのに2年ほどかかりますが、骨折は３ヵ月もあれば治ります。

つまり、３ヵ月前の私たちの身体は物理的にはほとんど存在していません。

そして、私たちの身体は食べたものでできていますから、今の私たちの肉体は直近３ヵ月間に食べたものでつくられているということ。そこには漢方薬も含まれます。

このように、**肉体が入れかわるのに３ヵ月かかることが、漢方薬の効き目を判断する期間**

を3ヵ月としている所以《ゆえん》です。3ヵ月を1クールとしてそれを何クール続けるかで漢方薬治療の期間が決まります。

これは、健康維持や病気予防、体質改善のために漢方薬を飲む場合も同じです。3ヵ月を目安に効果を判断してください。

「いいのか悪いのか、よくわからない」というのであれば、やめていいと思います。必要のないものはとらないほうが無難です。

また、気になる症状が残っていても、たとえば、じんましんや食欲不振、むくみなどの体調不良があらわれて、それが1週間以上続くようなら漢方薬が合っていない可能性があります。服用を中止して医師や薬剤師に相談してください。

▼漢方薬は飲み続けるべき？

「自分に合う漢方薬が見つかったら、それをずっと飲んだほうがいいですか」

このような疑問を持たれる方もいらっしゃいます。

漢方薬を飲み続けて症状や体調がよくなった場合、そのよい状態を、自分で生活習慣などに気をつけて養生することでキープしていかれるのなら、漢方薬はやめてもいいと思います。

ただ、養生する自信がないとか、再発をしたくないというのであれば、服用量をぐっと減らし、子どもの容量ぐらいで飲み続けるのも1つの方法です。

　また、脳動脈瘤のある場合には、手術をしない限りコブが元に戻るわけではないので、やはり少ない量でずっと飲んでおくほうがいいと思います。脳動脈瘤が破裂すると、くも膜下出血になります。

　このように、漢方薬は、そのときの自分の状態に合わせて服用量をうまく調整することで、病気や症状の改善にも、健康維持や病気予防にも、使うことができます。

　ただし、繰り返しになりますが、漢方薬にも副作用があります。たとえば、健康維持のためにと「**補中益気湯**（**ホチュウエッキトウ**）」を継続して飲んでいる方がいらっしゃいます。**補中益気湯**は生薬の1つに**柴胡**（**サイコ**）が含まれており、柴胡は肺が硬くなる間質性肺炎の原因となるといわれています。

　また、数年前に、「**小柴胡湯**（**ショウサイコトウ**）」の副作用によって亡くなる方が多く出て、問題になったことがあります。原因は含まれている**柴胡**といわれましたが、専門家の間では**柴胡**が原因ではなく**黄ゴン**（**オウゴン**）という生薬ではないかといわれています。ともかく原因はなんであれ、**小柴胡湯**を服用し続けることで、かえって不調を起こす方がいらっしゃるのは事実です。

　ですから、飲み続ける場合には、注意が必要です。その点も含めて、やはり微調整のできる煎じ薬が適しています。

ただ、長く飲み続けるには煎じ薬は面倒という方も少なくありません。煎じ薬は3日分つくりおきができるので、3日に1度、煎じ薬をつくることをぜひ生活習慣に組みこんでください。

▼漢方薬の効く人、効かない人

漢方薬が驚くほど効く方もいらっしゃれば、逆に、漢方薬をしっかり飲んでいてもよくならない方もいらっしゃいます。

その違いはどこにあるのか。それがわかれば、すべての方に有効な漢方をお出しすることができるのですが、残念ながら効かない理由がわからないこともあります。

ただ、効かない理由として、いくつかわかっていることもあります。

まず、服用している漢方薬が、症状や自身の体力を含め今の自分に合っていないことです。合わないものを飲み続けていると、かえって体調が悪化することもあります。しばらく服用して効果を実感できないのであれば、漢方専門の医師や薬剤師に相談して、自分に合う漢方をきちんと処方してもらうことをおすすめします。

また、そもそも漢方薬が必要ないということも考えられます。

たとえば、「**補中益気湯**を飲んでおくと健康にいいらしい」、このようにいって、とくに悪いところもない方が、テレビの健康番組を見たり人からすすめられたりするままに漢方薬を飲んでいることがあります。

確かに、漢方薬は予防医療に適しています。ですが、それは、病気ではないけれど、抵抗力や反応力の衰えてきている人の場合です。若くてピンピンしている人が元気を出す漢方薬を飲んでも、これといって効果が見られないのはいわば当然のこと。重ねていいますが、漢方薬にも副作用があり、必要もないのに飲むのはよくありません。

もう１つ考えられるのは、質のよくないものを飲んでいることです。その人に適した漢方薬であっても、質が悪いと効き目も悪くなります。

さらに、効果の見られない原因として、きちんと飲んでいないことが考えられます。当局の患者さんにも、分量通りに服用していないのに「漢方は効かないじゃないか」とおっしゃる方が少なからずいらっしゃいます。どうも「ちょっと飲めば治る」と思われているようです。しかし、急性疾患ならともかく慢性症状の場合は、やはりある程度の期間は服用を続ける必要があります。

どんなにいい漢方をお出ししても、必要な分量をきちんと飲んでいただけないとどうにもなりません。

先ほどもいいましたが、私はご本人と薬剤師との二人三脚でとり組んでこそ、真に効果が得られると思っています。これは、ご本人の協力が必要だということです。どんなにいい漢方をお出ししても、必要な分量をきちんと飲んでいただけないとどうにもなりません。ですから、きちんと飲んでくださらない方には、たとえお客様であっても「ちゃんと飲んでないんじゃないですか。飲まないと効きませんよ」と強めにお伝えします。

今の自分に必要で、適した漢方をきちんと飲む。まずはそれを実践してください。それでダメなら、すみやかに漢方薬以外のアプローチを行うことをおすすめします。

第３章　体調診断と自分に合う漢方薬の見つけ方

▼病気とは病邪と正気のせめぎあい

漢方医学では、身体にとって有害（毒）なものを「病邪《びょうじゃ》」といい、身体の抵抗力や防御力のことを「正気《せいき》」といいます。

たとえば、風邪やインフルエンザなど感染症の場合には、細菌やウイルスが病邪になります。一方の正気は、自然治癒力《ちゆりょく》（自己回復力）を含めて生きるための力といったところです。

正気と病邪が闘い、病邪が正気を上回って自己回復力が衰えてしまうと病気を発症する。つまり、病気とは体内で正気と病邪とのせめぎあいの続いている状況と考えます。そして、**病邪を抑えると同時に正気を高めることを目指します。**

また、漢方治療においては、病気の原因よりも、「病位」といって病邪がどのくらい進行して今どこにあるのかを重視します。

▼病は上から下へ、表から裏へ進む

前の項目で病位についてお話ししました。漢方では、一般に病は上から下へ、浅（表）から深（裏）へと進むと考えます。

病邪が身体のどこにあるかを考えるときに使われる漢方概念の1つに、身体を3つの部位に分け、上焦《じょうしょう》、中焦《ちゅうしょう》、下焦《かしょう》とする「三焦」があります。

「上焦」……横隔膜《おうかくまく》から上の胸部で、顔面や頭部、頸部などを含む身体の上部。
「中焦」……横隔膜からへその間の腹部。
「下焦」……へそより下の部分で、狭義には恥骨《ちこつ》まで、広義には足まで含む。

たとえば、風邪の場合なら、ウイルスが口や鼻から入ってくると鼻や喉で炎症が起こって鼻水や咳《せき》、痰《たん》といった症状があらわれ、さらにウイルスが体内に深く侵入してお腹に到達すると胃腸で炎症が起こって食欲不振や下痢といった症状を引き起こす、という考え方です。

そして、病邪が上焦にあるうちは気剤・吐剤《とざい》（病邪を上に発散させたり吐き出させたりする）、中焦では和剤《わざい》（解毒して中和させる）、下焦では瀉下剤《しゃかざい》・利尿剤《りにょうざい》（下して排泄させる）を用いるというおおよその考え方があります。ただし、すべてに当てはまるというわけではありません。

▼「証」とは体質＋症状――見極め方はケースバイケース

その方に合った漢方薬を選定する際には、その方の体格や顔色、歩き方などを観察（これを「望診《ぼうしん》」といいます）し、声や咳などその方の発する音を聞き（「聞診《ぶんしん》」）、舌の状態を確認（「舌診《ぜっしん》」）し、気になる自覚症状や、病名がわかっている場合には病状について、また生活習慣や環境などについてもおうかがい（「問診《もんしん》」）しながら、情報を集めていきます。ほかにも、脈をとったり腹圧を確認したりする方法（「切診《せっしん》」）もあります（日本では資格制度の関係で薬剤師は直接身体にふれることはできません）。

漢方薬を選定するにあたって体質は大事ですが、私自身は症状をより重視しています。症状というのは病気に対する身体の抵抗力のあらわれです。つまり、どのくらい病気と闘う体力があるのかなど、その方の今の身体の状態についてうかがい知ることができます。ですから、症状や病状について詳しくお話をうかがいます。

また、前にもいいましたが、「どの症状をとりたいか」ということをしっかりとうかがいます。症状をたくさん訴えられる方には、「これとこれは同時に効きますが、この症状は難しいですね」というお話をすることもあります。

たとえば、不眠とうつは同じ漢方薬で対応できる可能性がありますが、足の痛みまで対応できるかというと難しい。ですから、患者さんとの応答の中でいちばんとりたい症状を明確にしていきます。

そうして得られた情報を、漢方独自の概念と照らし合わせながら、その方の「証《しょう》」（体質や体力、症状のあらわれ方などを合わせた、その方の現在の状態）を導き出します。

ですから、「証」というのは血液型のように生まれつきの固定的なものではなく、年齢や環境、病歴などによって変化する流動的なものです。漢方では、証が決まると必要な処方も決まるので、証を見極《みきわ》めることが同時に治療につながります。

病気を見定めるための漢方医学独自の概念とは、「陰陽」「実虚」「寒熱」「気血水」「燥湿」「上中下焦」などで、「証」や処方を判断するためのいわば「ものさし」のようなもの。これらの概念のうちどれを使うか、つまり、どのものさしを使って診《み》ていくかは、症状や病状によって異なりケースバイケースです。

たとえば、自覚症状として「身体の冷え」を訴えられている場合、その冷えは気や血、水の流れが滞《とどこお》っているために生じているのか、それとも内臓の機能が不活発になって熱産生が低下しているためなのか、というようにいろいろなケースが考えられます。

ですから、先ほどの問診や舌診などを通して「この方は、こういう身体の状態でこういう症状が出ているから、これで見分けていこう」ということを考えながら漢方薬が選定されます。

ちなみに、冷えが気や血、水の流れの停滞によるものなら「気血水」を、内臓機能の低下なら「寒熱」を使って見ていきます。

ここからは、わかりやすいよう、「陰陽」で見るケース、「気血水」で見るケースというように、ケースごとにご説明します。

▼「虚実」――「葛根湯を使えるか、使えないか」で体質を判断

虚とは中のない状態、実とは中が満ちている状態です。

漢方では、体力が衰えて生体機能が低下し病気に対する抵抗力、反応力の少ない状態を「虚証」、その逆で、体力が充実して病気に対する抵抗力のある状態を「実証」といいます。

つまり、病邪の勢いに対する抵抗力の強さによって「実証」か「虚証」かに分けられます。

また、体型や筋肉量、内臓機能など体質の強弱は、病邪に対する反応の強弱と相関することが多く、虚実は体質そのものの指標として使われることもよくあります。

大まかな虚実の見分け方は次の通りです。

「虚証」……骨が細く、やせ気味、あるいはぽちゃっとした水太りタイプ。

「実証」……骨太で、筋肉質、あるいは固太りのがっしりしたタイプ。

私は、さらに「あばら」の開き具合も見ています。

肋骨《ろっこつ》は左右12対の骨で、背骨から左右両側に出て胸部や内臓を覆うようにして胸の前にある胸骨までつながり、カゴのように心臓や肺などの臓器を保護しています。

肋骨が前後左右に開いているということは、それだけカゴが大きいということ。ということは、中の臓器もそれだけ発育しているという目安になります。

また、肋骨が前後左右に開いていると、身体が幅広く厚みもあって、体格がよくなります。実際、身体の大きさと臓器の大きさは比例するとされており、あばらが開いて身体の大きい人は肝臓も大きく、代謝能力も高いと考えられ、一般的に、実証タイプの人は体力があり、虚証タイプの人は体力がないとされています。

ただし、先ほどもお話ししたように、「証」というのは固定的なものではありません。生まれつき体格がよく若い頃は実証であった人が病を得るなどして虚証になることもあれば、子どものころ虚弱体質だった人が成長とともに体格に恵まれ実証になることもあります。さらに、年齢とともに生命力や抵抗力が低下していくため、誰しも次第に虚証傾向になっていきます。

虚実は、漢方を選定する際の判断材料の1つではありますが、私自身は基本的に**葛根湯（カッコントウ）**を出すときにしか「虚証・実証」は使いません。

葛根湯は実証の人には適していますが、虚証の人には合いません。「はじめに」でもいいましたが、「風邪に葛根湯」を使えるのは、基本的に若くて実証の方だけです。

▼単純に「多い・少ない」の意味でも「虚実」は使われる

実は、「虚実」は量の多い少ないの意味でも使われます。むしろ、この使い方のほうがメインといえます。

虚＝不足、実＝過多の状態をあらわし、たとえば、このあとの項目でお話しする陰陽と組み合わせて、「陰実」「陰虚」「陽実」「陽虚」、気血と組み合わせて「気虚」「血虚」などと表現されたりします。

▼「陰陽」――その風邪、その腰痛、温めるか、冷やすか

「陰気なタイプ・陽気なタイプ」などと使うためか、「陰陽」と聞くと、その人を性質などによってタイプを分けるのに使うと思われがちですが、まったく違います。

自然を観察すると、天（陽）と地（陰）、昼（陽）と夜（陰）、夏（陽）と冬（陰）、熱（陽）と寒（陰）などのように2つの相反する事象があり、それらがバランスよく調和しています。

漢方では、人間も自然の一部であり、**人間の身体もさまざまな陰陽のバランスが整ってい**

る状態が健康であり、それらが乱れると病気になると考えます。

そして、病気になった人のことも、「病期」といって病気の経過、わかりやすくいえば、病気になってからの日数によって「陽」か「陰」かに分けます。

病気になってからまだ日が浅く、病邪に抵抗するだけのエネルギーがあって身体に熱を持っている（身体が活動的で熱性の反応を示す）のは「陽証」、病気になってから日が経ち、病邪との闘いで次第に体力が衰えて必要な熱エネルギーを十分に産生できない（非活動的で寒性の反応を示す）のは「陰証」です。

病期は「陽」から「陰」の症状へと進み、それにつれて悪化し死に至るとされます。

陰陽のものさしは、風邪やインフルエンザなどの急性疾患《しっかん》、肝臓病や腎臓病、あるいは腰や膝の痛みなどを判断するときに使います。

陽証と陰証は、さらに「太陽」「少陽」「陽明」の三陽と、「太陰」「少陰」「厥陰《けっちん》」の三陰との、それぞれ3つの病期に分けられ、合わせて6つの段階に分類されます。これを「三陰三陽」（「六病位」とも）といいます。

急性疾患でいえば、疾患の急性期から亜急性期、慢性期と進行していく過程（その人の治癒反応のあらわれ方の推移）を陽と陰の大きく2つに分類し、さらに再分類して6つのステージ（病期）に分けたものです。

風邪を例に、それぞれのステージについてわかりやすくご説明します。

「太陽（病期）」……風邪の引きはじめなどの時期で、先ほどの三焦でいえば病邪が上焦にあり、くしゃみ、鼻水、悪寒、頭痛、発熱、咽頭痛などの症状を呈している。

「少陽（病期）」……発症後数日経ち、風邪をこじらせて病邪が中焦まで侵入してきた状態で、食べても味がせず食欲が低下し、舌苔が白くなって口の中が粘つき、吐き気がして、悪寒と発熱とを繰り返すなどの症状があらわれる。

「陽明（病期）」は、病邪が下焦、また身体深部へと移り、便秘や腹部膨満などの胃腸の不調があらわれ、高熱が続いてせん妄などの症状が見られるようになる。

陽明病期までに治《なお》らないと、身体が疲弊してきて陰証に変わると考えます。

「太陰（病期）」……体力と気力が衰え、消化管を中心に機能が低下し、下痢や腹痛、腹部の冷え、食欲不振などが見られるようになる。

「少陰（病期）」……内臓の機能がより低下し、体力・気力ともにさらに衰えた状態で、全身の倦怠感《けんたいかん》や四肢《しし》の冷え、下痢などが見られ、脈も弱くなってくる。
「厥陰」……身体機能が著しく衰えて冷えが身体深部にまで及び、意識レベルの低下や呼吸困難があらわれ、命の危険にさらされている状態。

このように、風邪の状態がどのステージか、つまり風邪を引いてからの日数によって、選定する漢方は変わります。

選定の考え方としては、陽証にあるときは、身体に熱エネルギーがあるので、冷やす働きのある漢方薬が適しています。熱を持っている状態をプラスとすると、マイナス作用のある漢方薬を使って、平衡状態にしてあげるというイメージです。逆に、陰証の場合は、熱がなくマイナスの状態なので、温《あたた》める作用の強い**人参**（ニンジン）や**附子**（ブシ）を含むようなプラスの温める漢方薬を使って平衡に戻します。

漢方薬によって、いわばプラマイゼロのような状態にもっていき、陰陽のバランスをとることを目指します。

腰痛など痛みの症状も、陽から陰に移っていきます。たとえば、腰の痛みが出て2～3日の急性期のうちは陽証の漢方、つまりマイナス作用のある冷やす漢方薬を使います。しかし、慢性痛になってしまうと、陰の漢方つまりプラスの漢方薬を使います。

わかりやすくいえば、陰陽は温めるか冷やすかの判断の指針といえます。そして、「漢方薬を適当に飲んだり、人からもらってはいけない」というのは、まさにこの点にあります。

本当はマイナスの冷やす漢方を使わなくてはいけないのに、温めるプラスの漢方薬を使うことによってプラス・プラスになってしまうと、熱症はさらに悪化します。逆に、マイナスの状態にマイナスの漢方薬を使ってマイナス・マイナスになると、身体は冷えすぎてさらに弱ってしまいます。

▼「寒熱」――体温の高低ではなく、冷えて寒いか、ほてって熱いか

陰陽と似ているところがありますが、代謝の活発さや身体機能などを、より具体的な「寒」と「熱」という現象に分けて見ていきます。

「寒証」……機能が低下して不活発であり、温めるエネルギーが不足して身体が冷えている状態。

「熱証」……機能が異常に亢進《こうしん》していたり、炎症症状があって身体が熱を持ちやすくなっている状態。

また、体温計で体温の上昇が見られても、自覚症状としても多角的にさわってみても熱感がなければ「寒」、平熱であっても自覚的にも他覚的にも熱感のあるものは「熱」。寒さや冷えの症状があるときは、身体を温める温熱薬を用い、炎症などの熱症状のあるときは熱を冷ます寒涼薬を用いるというのが、基本的な考え方です。

わかりやすくいえば、本人の感覚次第。**本人が寒いと感じ温めると楽になれば「寒証」、逆に熱いと感じ冷やすと楽になるのが「熱証」**です。

ただ、本人が自覚症状として感じる「寒い」「熱い」とは一致しないこともあります。たとえば、体温計で体温の上昇が認められ本人も熱感があり一見すると熱証のようでも、脈に力がなく遅くなっている場合などは、本質的には寒証であることがあります。

寒熱は、第1章でお話しした盲腸のほかにも、風邪やアトピーなどの皮膚湿疹、更年期障害など幅広い疾患において指標になります。また便秘のような慢性症状の場合にも、お腹に熱がこもって出ないのか、それともお腹が冷えて腸の動きが弱くなっているのか、といった原因を判断する際のものさしになります。

▼「気血水」——自律神経の症状は気血水に分けてみる

東洋医学では、人間の身体には心身のバランスを維持している3つの要素「気・血・水」

が流れていると考えられています。

「気」は、生命活動を営む根源的なエネルギーで、気落ちや気分といった心の働き（精神活動）も含まれ、血や水をめぐらせる働きがある。

「血」は、血液とその流れで、全身をめぐって生命活動に必要な酸素や栄養を運び、身体を養う働きがある。

「水」は、血液以外の体液全般（汗、尿、唾液、関節液など）のことで、全身をめぐって身体に潤《うるお》いを与え、老廃物を体外に排出するなど水分代謝に関与している。


気血水は、それぞれに密接に関わり合い、そのうちの1つでも不足したり滞ったりして失調するとほかにも影響を与え、3つのバランスが崩れることで精神疾患を含めた病気が起こり、身体や精神にさまざまな症状があらわれると考えられています。

たとえば、血行が悪くなると肩こりや冷えなどの症状が出てきますし、水が滞ると余分な水分が排出されなくなり、むくみます。また、「病は気から」という言葉もあるように、気がうまく流れないと血や水もスムーズに流れなくなります。すると、健康な状態を維持することができなくなって病気になります。

気血水の不調とそれによる症状は、主に6つに分類されます。

＊気の不調と症状

「気虚」……生命エネルギーが量的に不足している状態。元気がなくなり、疲れやすい、だるい（倦怠感）、食欲不振、消化器の機能低下、手足の冷え、低体温、下痢などの症状があらわれやすい。

「気滞（気うつ）」……気のめぐりが悪くなって滞っている状態、症状は気が滞っている部分によって変化し、抑うつ気分、不安感、不眠、喉や胸がつまる感じ、息苦しさ、腹部膨満感などの症状をきたしやすい。

「気逆（上衝）」……気が上がったままの状態。気は通常、中枢《ちゅうすう》（頭）から末梢《まっしょう》（手足の先）へ下降するが、気が頭部へ逆上すると、イライラして怒りっぽくなったり、頭痛や冷えのぼせ、ホットフラッシュ、発汗、動悸《どうき》、パニック発作などの症状をきたしやすくなる。

＊血の不調と症状

「血虚」……血の量および機能が不足している状態。貧血、めまい、立ちくらみ、顔色不良、皮膚の乾燥、手足のしびれ・冷え、こむらがえり、集中力低下、不安、健忘などの症状があらわれやすくなる。

「瘀血《おけつ》」……血液の流れが悪くなった状態。たとえば、病院の検査でわかる血中の水分不足や血小板の凝固、赤血球多量などとは違った東洋医学の考え方。気や水の過不足、また女性の生理に深く関係しており、生理時の血の排出などによって起こる血のバランスの崩れ。これらが原因となって血行不良になり、「血が体内に溢れている、血が滞りめぐりが悪くなっている」など「体内に血がたまっている状態」のことをさす。月経異常（生理痛・生理不順）、冷えのぼせ、頭痛、肩こり、下腹部痛、生理前のニキビ、血栓《けっせん》、長引く抑うつ感などの症状をきたしやすくなる。

＊水の不調と症状

「水滞（水毒）」……体内の水分が量的に過不足を起こしたり、水の流れが滞ることで体液の分布が不均衡な状態。停滞している部位によって症状はさまざま。たとえば、頭部に停滞すると頭痛やめまい、耳鳴り、口の渇き、胸部では水鼻や咳、腹部では消化不良や尿量異常、関節では関節の炎症・痛み・こわばり、全身に及んでいるとむくみや発汗過多、水太り、といった症状をきたしやすくなる。

▼気や血のバランスが崩れると自律神経失調症が起こる

気血水は自律神経との関わりが深く、東洋医学においては、身体のエネルギーである「気」や身体の栄養である「血」に問題が生じて、気虚、気滞、血虚、瘀血になると「自律神経失調症」が起こると考えられています。

そして、気は水をコントロールしているので、気に問題があると水にもトラブルが生じます。

したがって、自律神経の症状は気血水に分けて診《み》ることになります。

▼「燥湿」――身体に湿気が多いか少ないか

私たちの身体は、乾燥気味の体質と湿気気味の体質と大きく2つのタイプに分かれます。

漢方では、比較的むくみやすく汗など分泌物が多く身体に湿（湿気）が多いのが「湿証《しっしょう》」、皮膚や粘膜が乾燥しがちで身体に湿が少ないのが「燥証《そうしょう》」です。

また、漢方では、天候と体調は影響しあうと考え、湿気が多くなる梅雨の時期は湿証に、空気の乾燥する秋から冬にかけては燥証になりやすくなります。

湿気（湿邪《しつじゃ》）が身体に侵入すると、湿は重く身体の上部から下部へと移行するため、頭痛やめまい、むくみ、関節痛、神経痛、体がだる重い、下痢といった症状が出てきます。

また、消化吸収を担っている脾《ひ》（胃腸などの消化器系）は湿を嫌い、燥を好むといわれており、湿気によって食べものの消化力が落ちると十分なエネルギーが補給されず、疲れやすくなると考えられています。

水分摂取が多く脾が水を裁くことができなくなると、身体に余分な水がたまり身体を冷やします。そうして溢れ出した水は花粉症や痰などをつくりやすい身体の状態を引き起こします。

さらに、身体だけでなく、湿気は心にも影響を与えると考えられており、気分が乗らなかったり、落ちこみやすくなる傾向があります。

こうした場合には、利水剤といって水はけをよくする漢方薬が必要になってきます。

一方、乾燥した空気（燥邪）は身体の表面や体内の水分を奪うため肺の機能にも影響を与えます。燥邪が身体に侵入すると、口渇《こうかつ》、空咳《からせき》、便秘、髪の毛や皮膚の乾燥などの症状が起こります。

また、年をとってくると、どうしても乾燥気味になって燥証に傾きやすくなります。

こうした方たちには、滋潤剤《じじゅんざい》といって身体を潤す漢方薬が必要になります。

燥湿はアトピー性皮膚炎などの皮膚疾患や胃腸障害とそれに関連する症状、精神的な症状などを診るときに使います。

▼「五臓」――気血水や栄養素など身体に必要なものを生み出し貯蔵する

漢方では、「木・火・土・金・水」という地上を構成している5つの要素が、お互いの性質を助けあったり、抑制しあったりすることで、あらゆるものがバランスを保っていると考えます。自然の一部である人間の内臓にも当てはめることができ、「肝（＝木）・心（＝火）・脾（＝土）・肺（＝金）・腎（＝水）」の五臓に分類されます。

五臓もそれぞれ単独で働くのではなく、お互いに助けたりコントロールしたりと影響を与えながら体内の調和をつくっているため、五臓のバランスが崩れても健康を維持することはできません。

ただし、五臓は必ずしも西洋医学でいう肝臓や心臓に相当するわけではありません。たとえば、肝は肝臓といった内臓だけをあらわすのではなく、そのほかの働きを含めたより広い捉え方をします。

「肝」……西洋医学における肝臓に近く、気をめぐらせ、血をたくわえる。水分代謝、自律神経、目の機能を調整し、筋の運動を支配。

「心」……西洋医学における心臓（循環器系）と大脳（中枢神経系）の働きに相当。血をめぐらせ、精神、意識、思考活動をコントロール。

「脾」……西洋医学の胃腸など消化器系や膵臓《すいぞう》に相当。食べたものを消化吸収して気血水をつくり出し、血液が血管壁から漏れ出るのを防ぐ。

「肺」……呼吸（皮膚・粘膜呼吸を含む）の働きを管理（呼吸器系）。気や水を全身にめぐらせる。皮膚や皮毛、鼻とも関係が深い。

「腎」……身体の中の水分代謝や内分泌系、免疫系、生殖器系、中枢神経系の一部を調節。また骨や髄、耳、髪にも関与。成長・発育・生殖の中枢であり生命エネルギーの大元。


五臓の中でも腎は、生まれながらの気と、食べものなどによって得られる気とをたくわえ、人の成長、発育、生殖に影響を与える生命力の源で、生命エネルギーを「腎気《じんき》」と呼びます。人の一生は腎気の盛衰であらわされ、腎気は加齢によって減少すると考えられています。

腎気が不足する「腎虚」の状態になると、腎が司《つかさど》る部位の機能も低下し、老化現象が起こりやすくなります。たとえば、排尿・排便異常、骨の異常や腰痛、耳鳴りや聴力低下、生殖能力の低下、思考力の低下やもの忘れ、白髪・脱毛などの症状があらわれやすくなります。

また、精神にも関わり、腎気の働きが悪くなると、目的を持って行動できなくなり、意志の力が弱くなると考えられています。また、無気力状態が長く続くと、引きこもりやパニック障害などの精神症状にも関わってくるとされます。

五臓の役割を知ることで、身体に起きた不調はどこに原因があるのかを知ることができます。

▼簡単なセルフチェックで自分の状態を見極める

ここまで、漢方の専門家が証を見極め、漢方処方を選定する際に使う「ものさし」についてご説明してきました。

漢方薬を病名だけで選んだり、人からもらったりするのがよくないことを、ご理解いただけたのではないでしょうか。

ですが、それでも、「病院に行くほどでもない」、「漢方薬局には行きづらい」という方もいらっしゃると思います。

ここからは、自分で漢方薬を選ぶときの「ものさし」をご紹介します。

「はじめに」でもふれましたが、1つは「舌診」、もう1つは「夢の見方と眠り方」です。

どちらも簡単にチェックできますので、漢方を選ぶ際に行うだけでなく、日頃から舌の状態や夢の見方と眠り方を意識することを心がけてみてください。自分の身体のちょっとした変化に気づき、病《やまい》を事前に防ぐことにつながります。

▼舌診——セルフチェック法1

舌は粘膜に覆われ、血管が集まっているところなので、血液や体液の質、およびその過不足がみてとれ、体調などがよくわかります。つまり、舌には気血水の異常があらわれますし、身体の寒熱や燥湿の状態もわかります。

また、舌は五臓とも結びついていて、舌の奥は腎、舌の両端は肝・胆、舌の中心は脾・胃、舌の先は心・肺と、それぞれ相関関係があります。

さまざまな角度から舌の状態を見ることによって、このように、身体の中のいろいろな情報を得られます。

なお、舌の観察をする際には、あらかじめ舌に色のつくものや刺激のあるものなどは口にしないよう気をつけてください。

食後の場合、30分は間隔をあけ、歯磨きはせず、うがいをして唾を飲みこみ、なるべく自然光のさす明るいところで行いましょう。

舌を出すときは、舌先をやや下に向け、無理な力を入れず自然な形で舌を出して観察してください。

舌は健康のバロメーター。毎日、自分の舌を鏡で見ることは、健康の自己管理にも役立ちます。

チェックの主なポイントは、舌の色、形、大きさ、舌苔《ぜったい》（舌の苔のこと）、乾燥度、舌裏の2本の静脈です。

健康な人の舌は、色は赤みを帯びたきれいなピンク色で、つややかな潤いがあり、苔は舌本来の色が見える程度にうっすらと白くつき、亀裂《きれつ》（裂紋《れつもん》）などのない状態。舌の周囲にも歯型などはなく、なめらかに整っていて、動きもスムーズです。

＊舌の色

舌そのものの色は、身体の寒熱の状態をさします。舌の色が赤いときは熱証、青白いときは寒証として捉え、冷やす・温めるの目安になります。

また、赤みが少なくピンクよりも淡くなるのは「血虚」の状態で、いわゆる血液循環不全の状態です。

＊舌苔の色

舌の表面についている白い苔状のものを「舌苔」といいます。口の中の古くなって剝《は》がれた粘膜細胞や細菌などが舌の上に付着してたまったものです。

うっすらと白いものが正常で、黄色くなったり、べったりとした厚い苔は、身体の不調をあらわしています。唾液が少なく口内が乾燥していたり、胃や膵臓、肝臓が熱を持っていたりすると、どんどん苔が厚くなってきます。

また、基本的に身体が熱を帯びるにしたがって、苔の色は白から黄色、黒とだんだん色が濃くなってきます。

「白苔《はくたい》」……白い苔が少しはあったほうがいいが、白い苔がべったりとついている場合は、水分代謝が悪くなって身体の中に水が余り、むくみや冷えを起こしている。気虚タイプの人に起こりやすい。

「黄苔《おうたい》」……舌苔が黄色くべったりついている場合は、身体に熱がこもっている状態。

「黒苔《こくたい》」……黒っぽい苔は、血液のめぐりのよくないあらわれ。

＊苔の性状

「地図状舌」……地図のように舌苔がまだらに付着している状態は「脾（気）虚」を示し、神経性胃炎のようにストレスによる精神的ダメージを受けた人や、自律神経失調症の人にも見られる。

「裂紋舌《れつもんぜつ》」……舌に亀裂が入っている状態は、日照りが続いた後の地面のひび割れと同じで、熱が盛んで身体の水分の消耗が激しく、血や水が不足している（血虚・陰虚）ことを示す。

「紫舌《しぜつ》・瘀斑《おはん》」……血のめぐりの悪い状態が続くと、舌の縁が紫色になったり、舌にシミのような斑点（瘀斑）が出てくる。

「鏡面舌《きょうめんぜつ》」……苔がなく、ひび割れも亀裂もなく、ツルツルしている状態は、エネルギーや栄養が不足して体力が弱っていることを示す。エネルギーが少しずつなくなってきて、老化傾向にあるというイメージ。

＊舌の形

「歯痕舌《しこんぜつ》」……舌の周囲がデコボコとして歯の形がついているのは、水毒の状態を示す。水分代謝が悪いために舌がむくみ、膨れた状態が長く続いたために、常に下の歯に押しつけられていて歯型がついてしまう。脾虚に多く見られる。

＊舌裏

「舌下静脈《ぜっかじょうみゃく》」……舌の裏の血管は舌下静脈と呼ばれ、血液循環の状態を知ることができる。静脈が浮いて見えなければ正常。静脈が太く、うねうねとして怒張《どちょう》（血管が膨れている状態）

があらわれているのは、血のめぐりが悪く、血管がつまりやすい状態。

たとえば、女性の生理痛の場合、血のめぐりの悪くなっている瘀血によるのか、血不足によるのか、原因は2つ考えられます。どちらかを判断するときに、舌裏を見て舌下静脈の怒張があらわれていれば、「瘀血があるので血をめぐらせるのがよい」というように漢方選定の指標になります。

▼夢の見方と眠り方――セルフチェック法2

「最近、なんか調子が悪い。自律神経失調症かな」

このように感じて漢方薬を手にとる人も多くいるようです。

自律神経失調症は漢方薬の得意分野ですから、漢方薬を使うのは間違っていないのですが、問題は、自律神経に対応する漢方薬は何種類かあり、適当に選ぶのはよくないということです。

そこで、自分に適した自律神経の漢方薬を選ぶときの目安になるセルフチェック法をお教えします。

前に「自律神経系は気血水」で見るといいましたが、症状からだけでは気血水のどれに問題があるのか、すぐにわからないこともあります。

そこで、私は、自律神経に問題があると判断した患者さんには「夢の見方と眠り方」をお尋《たず》ねします。

そして、夢の見方と眠り方から、さらにその方を「右脳型」か「左脳型」かに分けます。

これで、気血水のどこに問題があるかが、だいたいわかるのです。

ちなみに、右脳が司《つかさど》るのはひらめきや芸術性、創造性などで、右脳が優位に働く人は直感的にものごとを受け入れるのが得意とされ、左脳が司るのは話す、書く、計算する、分析するなどで、左脳が優位な人は科学的な思考が得意とされます。

自律神経が乱れている方の夢の見方・眠り方には、次の２つのタイプがあります。

・寝つきが悪く入眠してからも眠りが浅く、夢をよく見るタイプ。
・寝つきはいいのに、途中で目が覚めるとしばらく寝つけなくなり、夢をほとんど見ないタイプ。

前者のタイプは、想像力が豊かな人、いわゆる右脳型に多いという特徴があります。実際、画家や音楽家の方が多くいらっしゃいます。

想像力が豊かな右脳型の人は、眠るときにいろいろと考えてしまうため、寝つきにくく（入眠障害）、また眠りが浅くなりがち（熟眠障害）です。そして、夢は眠りの浅いときに見るので、眠りの浅い右脳型の人は一晩の間に夢を見る回数が多くなる傾向があります。

また、人は睡眠中に記憶の整理をしており、夢は記憶が整理される過程で生まれるとされます。その記憶には、実際に体験したことだけでなく、映像で見たり想像したりしたことも含まれ、それらを組み合わせたものが夢になるといわれます。右脳型の人には、夢と現実の境目がわからなくなり、その疲労からさらに自律神経失調症をきたすというパターンもよくあります。

こうした右脳型の方は、気血水のうち「気」か「水」に問題があります。

後者のタイプは、真面目で几帳面《きちょうめん》な人、いわゆる左脳型に多いのが特徴です。几帳面で仕事をきっちりこなし責任感が強く頑張ってしまいがちな左脳型の人は、脳が疲れているので、はじめは夢も見ないほど深く眠りに沈みますが、途中で目が覚めてしまう（中途覚醒）と仕事のことなどを思い出して緊張状態になり、そのまま眠れなくなってしまう（早期覚醒）ことがあります。

夜10時頃には寝られるのに、夜中の2時頃にふと目が覚めると、そこから全然眠れなくなってそのまま朝を迎えてしまうというパターンが多いようです。

左脳型の方は「血」に問題が生じています。まとめると――

「寝つきが悪く、夢をよく見るタイプ」→右脳型→気（気虚・気滞・気逆）、水（水毒）
「中途覚醒して、夢を見ないタイプ」→左脳型→血（血虚・瘀血）

たとえば、同じ冷えの症状でも、右脳型なら「水のめぐりをよくする漢方薬」、左脳型なら「血のめぐりをよくする漢方薬」というように、漢方薬を選ぶうえでの目安になります。
また、自分がどちらのタイプかわかれば、弱いところもわかります。たとえば、左脳型ならイライラしやすいので、日頃から余裕をもって行動するよう心がけることで、症状を緩和《かんわ》させることにつながります。

第4章　あなたの不調もきっと解決！

▼風邪――病期による選定のポイント

風邪の漢方選定の考え方については、第3章の「陰陽」でお話しした通りです。おさらいをすると、風邪の場合は「病期」、わかりやすくいえば風邪を引いてからの日数によって使う漢方薬が違ってきます。

まず、風邪の引きはじめの太陽病期（1日目～2日目）では、実証か虚証かで漢方薬が異なります。

実証の方の場合は、よく知られている**葛根湯**（カッコントウ）や**麻黄湯**（マオウトウ）を使います。どちらも汗を出させて熱を下げるというマイナス作用があります。この時期は身体に病気に抵抗するエネルギーがあり熱産生も盛んでプラスの状態なので、マイナス作用の漢方薬を使ってバランスをとるのが正解です。

しかし、虚証の方の場合は、体力がなく熱エネルギーを生み出す力が足りていないため、もともと冷えている傾向にあります。そこに**葛根湯**や**麻黄湯**を使うと、冷え（マイナス）に冷え（マイナス）を重ねることになってしまい、陰陽のバランスはさらに崩れてしまいます。

これは、体力のない子どもや高齢者の場合も同様です。また、心臓病などほかに疾患《しっかん》のある方も、**麻黄剤**が入っていると動悸《どうき》などの副作用が出るので、**葛根湯**や**麻黄湯**は使わないほうが無難です。

そこで、虚証の方の場合には、温《あたた》める作用のある**生姜**（ショウキョウ）などの入っている「**香蘇散**（コウソサン）」や「**桂枝湯**（ケイシトウ）」を使って、バランスをとります。

これが基本的な選定になりますが、出ている症状の強さによっては、違う漢方薬を選定することがあります。

一般に、鼻水・鼻づまりなど鼻風邪の症状がメインのときは「**小青竜湯**（ショウセイリュウトウ）」、咳《せき》がメインのときは「**麦門冬湯**（バクモンドウトウ）」を使います。

処方がピタリと合えば、非常に即効性があり、1回か2回服用しただけで改善します。

風邪を初期で治《なお》すことができず3～5日くらい経って少陽病期になると、風邪（病邪《びょうじゃ》）は中焦《ちゅうしょう》まで落ちています。つまり、身体の中まで入りこんでいる状態です。こうなると、身体を温めて外に出すことができないため、「中和解毒清熱《ちゅうわげどくせいねつ》」をします。一般的に「**小柴胡湯**（ショウサイコトウ）」や「**大柴胡湯**（ダイサイコトウ）」などの**柴胡剤**（サイコザイ）を使います。**柴胡剤**には解毒能力があり、病邪の毒を中和できると考えられています。

風邪を引いてから1週間以上経ち陽明病期になると、病邪はさらに落ちて下焦にあります。この場合に使う漢方薬は、そのときの症状によって変わってきます。「三焦」の項目で病邪が下焦《かしょう》にあるときは、瀉下《しゃか》（下剤）作用のある漢方薬を使うことが多いといいましたが、風邪の場合はむしろ下痢をすることも多く、瀉下剤はあまり使いません。

風邪との闘いが長くなり身体は疲れている状態なので、疲れをとる作用のある**人参**（**ニンジン**）の入っている漢方薬を中心に使っていきます。代表的なのは、人参と、同じく疲れをとり気力や体力を回復させる**黄耆**（**オウギ**）が含まれている「**補中益気湯**（**ホチュウエッキトウ**）」です。

補中益気湯は風邪やインフルエンザの予防としてよく使われますが、悪化した場合にも身体の働きを回復させる効果を期待して使われます。

また、咳の症状だけがなかなかとれないという場合もよくあります。咳が長引いている場合は、その原因や年齢によって使う漢方薬が違ってきます。原因が気管支からきている場合は「**半夏厚朴湯**（**ハンゲコウボクトウ**）」などの気管支の症状に効果のある漢方薬を、乾いた咳や痰《たん》の絡んだ咳をしているときは先ほどの「**麦門冬湯**（**バクモンドウトウ**）」など肺に効く漢方薬を、それぞれ使っていきます。

さらに悪化させて陰証期になると、病邪との闘病で体力が著しく低下し身体は非常に冷えている状態です。

身体を温める作用の強い**人参**や**附子**（**ブシ**）を含む漢方薬を使います。

▼自律神経失調症――漢方ならではの対処法がある

自律神経は、私たちの意思に関係なく24時間働き、呼吸や心拍、血圧、体温、代謝、睡眠など生命を維持するのに必要な機能を調整し、身体の状態を常に一定に保つ働きをしています。

交感神経と副交感神経の２つに分かれていて、交感神経が優位になると、呼吸や心拍数が増えて血圧が上がり心と身体は緊張モードに、もう一方の副交感神経が優位になると、心拍数が減って呼吸はゆっくりになり、血圧も下がって心身はリラックスモードになります。

基本的にすべての臓器は自律神経の支配を受けており、交感神経と副交感神経とが必要に応じてスムーズに切り替わることで、心身のバランスは保たれています。ですから、２つの神経のバランスが乱れると、たとえば安静にしているのに急に動悸がしたりイライラしたりといった不快な症状がいろいろと引き起こされます。こうした自律神経の機能低下によって起こる症状を「自律神経失調症」と呼びます。

自律神経のバランスが崩れる直接の原因は特定できていませんが、間接的にはストレスが影響しています。たとえば、人間関係や仕事のプレッシャーなどによる精神的ストレス、過労や温度変化などの身体的ストレス、また、慢性的な寝不足や不規則な生活、偏った食事などによって生体リズムが崩れることも自律神経の乱れにつながります。

ほかにも、生活習慣や女性ホルモン、性格的な傾向、さらにスマホやパソコンなどの電波やブルーライトなども関係していると考えられています。

現代はストレス社会であるうえに、仕事で一日中パソコンに向かい、プライベートでもスマホを寝るギリギリまで見続ける生活によって、自律神経が乱れ、さまざまな不調を引き起こす人が増えています。

自律神経失調症としてあらわれる主な不調や症状には、頭痛や肩こり、不眠、倦怠感《けんたいかん》、めまい、耳鳴り、不安、息切れ、冷え、手足のしびれや痛み、胃の不快感、吐き気、下痢、便秘、肩こり、筋肉や関節の痛み、食欲不振、記憶力や集中力の低下、抑うつ感、意欲の低下など数多くあります。

これらの症状が単独で別々にあらわれることもあれば、複数の症状が同時に重なることもあります。

頭痛や冷えなどは、ほかの病気が原因であらわれることも多い症状です。いろいろ検査をしてもこれといった原因が見つからなかった場合、自律神経失調症の可能性が考えられます。

このように検査上は異常がないのに、いろいろな自覚症状のあらわれる（これを「不定愁《ふていしゅう》訴《そ》」といいます）自律神経失調症は、１つの漢方薬でさまざまな作用を発揮する漢方薬の得意分野です。

ただし、自律神経に働きかける漢方薬はいくつか種類があり、その選定法は、ほかの疾患の場合とは、少し異なります。

第３章のセルフチェック法でもお話ししましたが、私は、その方の自覚している症状や状況（生理中や更年期、あるいはほかの病気の有無など）などに加え、必ず夢の見方や眠り方をうかがいます。そこから、その方が右脳型か左脳型かを判断し、気血水のどこに異常が起こっているかを判断します。

そして、基本となる「自律神経の調節をする漢方薬」を選び、さらに、必要に応じてそれぞれの症状に対応する漢方薬をあわせて使い、改善を目指します。

つまり、基本となる「自律神経の調節をする漢方薬」は、右脳型か左脳型か、またその方の証によって変わってくるということです。

使われることの多いものを一例としてご紹介します。

＊右脳型の方で「気」に問題のある場合

・「半夏厚朴湯（ハンゲコウボクトウ）」……気が滞《とどこお》る「気鬱《きうつ》」の代表的な漢方薬で、身体のエネルギーである気のめぐりをよくすることで、ふさいだ気分や喉の異物感を和らげます。

とくに、息苦しさがあったり、胸や喉になにかがつかえた感じがするときに使われることが多いです。

・「**桂枝加竜骨牡蛎湯（ケイシカリュウコツボレイトウ）**」……「気逆」を改善する処方の1つで、神経の高ぶりを鎮《しず》めて、不安をとり除き、不安定な精神を落ち着かせます。眠りが浅い、夢見が多いという右脳型タイプにもよく使われます。比較的体質の虚弱な人に向くとされます。

＊右脳型の方で「水」に問題のある場合

・「**苓桂朮甘湯（リョウケイジュツカントウ）**」……胃腸の水分代謝を促す作用もあり、余分な水分をとり除き、自律神経の乱れから生じるめまいや耳鳴り、イライラ、頭痛、動悸などの症状を和らげます。

＊左脳型で「血」に問題のある場合

・「**抑肝散（ヨクカンサン）**」……五臓の「肝」は血に大きく関わっており、血が不足すると耳鳴りめまい、眼精疲労、筋肉痛といった症状があらわれます。抑肝散は肝の失調を整えてイライラや怒り、抑うつ、不眠など軽減します。幸せホルモンとも呼ばれる「セロトニン」を増やす働きもあるとされます。虚弱体質の人に適します。

・「**加味逍遙散**（**カミショウヨウサン**）」……不足した血を補いめぐらせることで、気の滞りを解消する生薬で構成されています。虚弱体質で苛立ちや精神不安のある、とくに女性に使われることの多い漢方薬です。イライラを鎮めるだけでなく、血のめぐりを改善する作用があるため、顔がのぼせて急に汗をかく、手足が冷える、めまいや頭痛がする、肩がこるなどの不調を和らげます。

さて、自律神経失調症に対しては、こうした「自律神経に効く漢方薬」と「あらわれている症状に対応する漢方薬」とを組み合わせて使うことが多いといいました。

次からは、自律神経の乱れが関係すると考えられている代表的な症状や疾患、障害について見ていきます。

▼動悸・息切れ・過呼吸・胸の痛み（心臓神経症）――気晴らしのすすめ

自律神経失調症の症状として多いものに、動悸や息苦しさ、胸の痛みなどがあります。ストレスを感じると、自律神経とともにホルモン分泌にも影響が出るため、血圧や心拍数、呼吸数などが乱れ、これを胸の痛みや息苦しさなどとして感じるのです。

これらは心臓病によく見られる症状ですが、検査をしても異常がなく、心臓自体は悪くないにもかかわらず、こうした症状を繰り返し自覚する状態を「心臓神経症」といいます。手足のしびれや冷え、めまい、頭痛、さらに不安感や集中力が落ちるなどの精神症状が見られることもあります。

また、一度こうした症状を経験したことで、また症状が出るのではないかと不安になる「予期不安」からくる諸症状も心臓神経症の一部になります。

改善には、できる限りストレスを軽減するために気晴らしの時間をつくり、不安や緊張を和らげることです。

おすすめは、散歩をしたり、入浴や適度な運動で血流をよくすることです。「血」のバランスが整うことで心臓への負担が軽減し、ストレスも緩和《かんわ》されます。

漢方では、「気の上昇を抑える漢方薬」を中心に使います。ほかにも、たとえば、喉の詰まりがある、手の冷えがあるなど、動悸以外の諸症状に合わせて漢方薬を出していきます。


【症例1】

1年ほど前から一日中動悸が続くようになり、病院で検査をしても異常はないものの、心配なためご相談に見えた40代の女性。とくに寝るときに動悸がひどく、気にすると眠れなくなり、不眠状態にもなってしまうとのことでした。

「自律神経を整える煎《せん》じ薬」、「自律神経を整える錠剤」、「気の発散を助けてくれる粉薬」の3種類を服用。

服用開始から3ヵ月で、動悸はまだあるものの、あまり気にならなくなり、夜も眠れるようになってきたとのこと。9ヵ月では、最初に比べると動悸は3分の1以下にまで減ったとのこと。

さらに1年1ヵ月目には、ほとんど症状が出なくなったとのことで、漢方薬の量を減らすことに。そして、服用開始から2年半の時点で、症状はすっかり改善していることで服用を終了しました。

その際、「自律神経の乱れからきているので、ストレスがかからないよう気をつけてください」とお伝えしました。


【症例2】

この方も40代の女性で、10年ほど前から息切れ動悸が気になるようになり、病院に行っても原因がわからないため、ご相談に見えました。

動悸や息苦しさはストレスのかかるときに、とくにひどくなるとのこと。また、ストレスによって眠れなくなるときもあるとのことでした。

「熱を抑え緊張を緩和する漢方薬」、「自律神経を整える漢方薬」の2種類を服用。

服用開始から2ヵ月で、動悸や息切れは飲みはじめる前の半分くらいまで楽になったとのこと。6ヵ月の時点で、まだ症状はあるものの間隔はあいてきており、少しずつ調子のいい日が増えているとのこと。順調に改善が見られています。

▼過敏性腸症候群（IBS）――下痢タイプか便秘タイプかで漢方薬が変わる

「毎朝のように通勤電車の中でお腹が痛くなり、途中下車して駅のトイレに駆けこむのが日課になっている」

「仕事が忙しくなってくると決まって便秘がちになる」

近年、このような症状を訴える方が増えています。

病院で検査をしても腸管には炎症や潰瘍《かいよう》などとくに異常はないにもかかわらず、腹痛や腹部のはりなどの違和感、便通の異常が数ヵ月以上にわたって続く状態のことを「過敏性腸症候群」といいます。

消化管の働きは、消化管自体に存在する自律神経と、自律神経を介してつながっている脳とによって調節されています。過敏性腸症候群は、ストレスによって自律神経が乱れることで起こる自律神経失調症の１つと考えられており、現代病ともいわれています。

20〜40代に多く、日本では10人に１人が苦しんでいるといわれています。男性より女性が多く、男性は下痢タイプ、女性は便秘あるいは下痢と便秘を繰り返す混合タイプの割合が多いとされます。そのほかの症状として、食欲不振、吐き気、お腹の張り、おならなどをあげる方もいます。

死に至る病《やまい》ではないものの、「いつトイレに行きたくなるかわからない」という症状による生活の質の低下は著しく、通勤電車に乗れない、外出できないというほど生活に大きな支障をきたすこともしばしばです。

主な原因はストレスですが、食生活や消化管の運動異常なども関係しているとされます。また、感染性の腸炎にかかったあとに発症する人もいます。患者さんの多くは、腸が刺激に対して非常に敏感になっています。

西洋薬では過敏性腸症候群を完治させるのは難しく、症状をコントロールするように心がけることが重要とされます。

ですが、漢方薬ならだいたい３ヵ月ぐらい服用すれば改善する可能性も。

漢方薬を選定するうえで、いちばん重要なのは症状です。生活に支障が出るほどの深刻な症状を真っ先にとらなくてはいけません。

過敏性腸症候群の主な症状は下痢と便秘ですから、便秘をしているのか、下痢をしているのかによって、漢方薬は変わってきます。

前者であれば「便秘を改善する漢方薬」（**大黄**《ダイオウ》や**芒硝**《ボウショウ》を含む漢方薬）、後者であれば「下痢を改善する漢方薬」（**黄**《オウ》**ゴン**や**甘草**《カンゾウ》を含む漢方をはじめとするいろいろな漢方薬）を、それぞれ組むことが多くなります。

また、原因としてストレスやそれにともなう自律神経のバランスの乱れが大きいですから、「自律神経を整える漢方薬」を併用することもあります。

＊便秘の場合

基本的に「腸の動き」が悪くなっている可能性が高く、腸の動きを悪化させる原因として、腸の動き自体が悪くなっている場合と、腸の水分が足りていない場合とがあります。

したがって、「腸の動きをよくする漢方薬」（**芍薬**《シャクヤク》を含む漢方薬）や「腸の水分を多くする漢方薬」（**麻子仁剤**《マシニンザイ》）を使うことが多くなります。

また、血流も悪くなっている方が少なくありません。とくに女性の方は生理と連動しやすく瘀血が見られることもよくあります。その場合は「血流をよくする漢方薬」も組み合わせていきます。

＊下痢の場合

下痢が続いている場合は、主に「脂《あぶら》の代謝が悪いタイプ」と「腸が冷えているタイプ」とに分かれ、それぞれ使う漢方薬が異なります。いずれのタイプかは下痢の状態によって見極《みきわ》め、それによって次のように漢方薬が決まります。

・便器につくような粘り気のある便で、下痢をした後にスッキリする――→腸の代謝が悪いタイプ――→腸の代謝を改善する漢方薬

・食べたものがそのままの形で出てきたり、下痢をした後にだるさがある――→腸が冷えているタイプ――→腸の冷えをとる漢方薬

【症例1】

生理時の「左下腹の痛み」と「便秘」に悩んで来局された50代の女性。

左下腹部の痛みは、漢方医学では「小腹急結《しょうふくきゅうけつ》」といって、瘀血《おけつ》の反応と考えます。また、便秘はひどい時は3日間も出ないとのことでした。

そこで、「瘀血を改善する（血流をよくする）漢方薬」と「腸の動きをよくする漢方薬」の

2種類を服用。服用開始から6ヵ月で、左下腹部の痛みは完全に消失し、便秘もほぼ改善したとのことで、服用は終了。

今後は、ご本人の調子に合わせて漢方薬の量を調節してもらうことにしました。

【症例2】

以前から下痢気味だったものの、最近になって止まらなくなったとのことで80代の女性が来局。下痢の症状としては、1日に5~6回はトイレにこもり、その度に便が出ていて、便器につくこともあるとのこと。とくにここ1ヵ月はひどい下痢の症状が続いているとのことでした。

便の状態などから「脂の代謝が悪いタイプ」と判断して、「腸を整える漢方薬」、「脂の消化をよくする漢方薬」(**山査子**《サンザシ》を含む漢方薬)、「脂の消化をよくするお茶」(**金銭草**《キンセンソウ》)をお出ししました。

漢方薬服用開始から2ヵ月で、下痢は完全に止まり、固形の便が出るようになったとのこと。「形になった便を見るのは久しぶり」と喜んでおられました。

3ヵ月の時点では、下痢をすることはなくなり、固形の便がしっかりと出るようになっているとのこと。順調に改善が見られているので漢方薬の服用は終了することに。「脂の消化をよくするお茶のみ引き続き飲んで、調子を整えるようにしてください」とお伝えしました。

▼不眠症（睡眠障害）――タイプ別対策

不眠症とは、寝つきが悪くなったり、何度も目が覚めたりするなどの状態が続き、日中の強い眠気や倦怠感を引き起こす病気です。男性よりも女性に多く、近年では約５人に１人が悩んでいるといわれます。

原因は不安やストレス、不規則な生活による体内時計の乱れ、ホルモンの乱れ、またそこから引き起こされる自律神経失調症です。そのほかの心や身体の病気、薬の副作用などで起こることもあります。

不眠症には次の４つのタイプがあります。

・入眠障害……ベッドに入ってから眠りにつくまでに30分～1時間以上かかる。
・熟眠障害……眠りが浅く、寝た気がしない。
・中途覚醒……眠りについても夜中に何度も目がさめる。
・早期覚醒……目が覚めると、そのあと眠ることができない。

これらの症状が同時に複数あらわれる場合もあります。

眠ろう眠ろうとすると余計に眠れなくなるというのが不眠症の厄介《やっかい》なところです。しかし、漢方薬にはこうした不眠症によく効くものがあります。

不眠症の4つのタイプからピンとこられた方もいらっしゃると思いますが、入眠障害と熟眠障害は右脳型の人に、中途覚醒と早期覚醒は左脳型の人に、それぞれ特徴的な眠り方です。

したがって、私の薬局では、「入眠障害・熟眠障害」、「中途覚醒・早期覚醒」の2つのパターンに分けて漢方を考えます。

＊入眠障害・熟眠障害の場合

「寝つきが悪く、ベッドに入ってもなかなか眠れない」

「しっかり寝たはずなのに寝た気がしない」

これは右脳型の人に多い眠りのタイプで、「気の発散不足」や「水の滞り」などから自律神経の乱れが起こっています。不安なことや過去のトラウマなど気になる出来事の夢を見ることもよくあります。

こうした「入眠障害・熟眠障害」の方には、「気の発散を助けてくれる漢方薬」（**青皮**《セイヒ》を含む漢方薬）、「気の滞りを改善する漢方薬」（**桂枝**《ケイシ》と**甘草**《カンゾウ》を含む漢方薬）、「水のめぐりをよくする漢方薬」（白朮《ビャクジュツ》と茯苓《ブクリョウ》を含む漢方薬、または苓桂朮甘湯《リョウケイジュツカントウ》）などを使っていきます。

＊中途覚醒・早期覚醒の場合

「寝つきは悪くないのに途中で目がさめる」

「一度目が覚めてしまうと、なかなか眠れなくなる」

左脳型の人に多く「血毒症状（血のめぐりとはまた違った症状）」などから自律神経の乱れが起こっています。

こうした「中途覚醒・早期覚醒」の方には、「血毒を改善する漢方薬」（柴胡剤《サイコザイ》）、「血熱を鎮める漢方薬」（黄連剤《オウレンザイ》）を使うことが多くなります。

大きく2つに分けましたが、たとえば、「トイレに何度も目が覚めて眠れない」などの理由で不眠になっていることもあります。その場合は「夜間尿を抑える漢方薬」（牡蠣剤）などを使います。どのような原因から不眠症になっているのかを考えていくことが大切です。

【症例1】

1年ほど前から寝つきが悪くなり、病院で処方された睡眠薬を飲みはじめたものの、「睡眠薬はやめて漢方薬で眠れるようになれれば」とのことで30代の女性がお見えになりました。

寝つきの悪い入眠障害で悩まれていたので、「気の発散を助けてくれる漢方薬」と「水のめぐりをよくする漢方薬」の2種類を組み合わせてお出ししました。

漢方薬服用開始から2ヵ月で、最大2錠だった睡眠薬の量を半量まで減らせ、4ヵ月目には1錠も睡眠薬を飲まなくなったとのこと。私自身、こんなに早く睡眠薬を減量できたことに驚きました。

睡眠薬を抜いてから2ヵ月後に妊活をはじめ、その後妊娠が確認されたため服用を終了。出産後にお子さまを連れて来局され、不眠も改善して元気に過ごされているとのことで、とても嬉しく思いました。


【症例2】


2ヵ月ほど前にストレスでよく眠れなくなってから不眠症になり、病院の睡眠薬を飲んでいるものの改善が見られないとのことで来局された70代の女性。

入眠障害・中途覚醒どちらもあるとのことでしたので、より気になるほうをうかがったところ、途中で起きてしまう中途覚醒のほうが気になるとのことでした。

「血毒を改善する漢方薬」と「身体を楽にする漢方薬」の2種類を服用。

服用開始から1ヵ月で、寝つきもよくなり、起きる回数が減り、身体が楽になってきた気がするとのこと。４ヵ月目には、睡眠薬に頼らずに眠れるようになったとのことで、ご本人の希望により服用を終了しました。

▼うつ病――メンタルに効く漢方

漢方薬は「うつ病」などメンタルな領域にも対応できます。

うつ病は、気分が落ちこんで憂うつになる、やる気が出ないなどの精神的な症状のほかに、眠れない、疲れやすい、身体がだるいといった身体的な症状があらわれることのある病気です。

誰でも嫌なことやつらい出来事があると「憂うつな気分」になることはあります。「気分」と「病気」の違いは、気分的なものであれば原因が解消されたり、気分転換をしたり、ある程度時間が経過したりすることで次第に癒やされていくのに対し、うつ病の場合には、とくに原因が見当たらなかったり、問題が解決しても気分が回復しなかったりして、強い症状が長期的にあらわれることです。そのため、仕事や学校に行けなくなるなど日常生活に大きな支障が生じ、治療が必要になります。

発症のメカニズムははっきりわかっていませんが、感情や意欲は脳が生み出すもので、その働きに何らかのトラブルが起きていると考えられています。また、脳に不調が生じることに加え、性格（几帳面《きちょうめん》、真面目、他人の目が気になるなど）や環境の変化（仕事や人間関係などのトラブルなど）によるストレスが絡み合って引き起こされると考えられています。

また、うつ病の初期症状に自律神経失調症の症状があらわれることはよくあり、逆に自律神経失調症からうつ病へと進展することもあります。

病院の治療では抗うつ薬、抗不安薬、睡眠導入剤などを使います。こうしたお薬には依存性があるため、だんだん服用量が増えていく方も多いようです。また、脳に影響を与えるお薬のため、副作用も強く、「一日中眠い」「意識がもうろうとする」と訴える方も少なくありません。

私の薬局では、うつ病の特徴的な症状から――

・動悸や不安などの症状⟶「気毒」
・イライラが止まらないなどの症状⟶「血毒」
・眠れない・疲れやすいなどの症状⟶「水毒」

この3つに分けて漢方を探します。

たとえば、うつ病に多いとされる不安ややる気の低下、倦怠感には、「気を発散させる漢方薬」（**青皮**《セイヒ》を含む漢方薬）や「身体を元気にする漢方薬」（**牛黄剤**《ゴオウザイ》）を使います。

イライラが止まらない、一度起きると眠れないなどの症状は「脳の興奮を鎮める漢方薬」（**黄連剤**《オウレンザイ》）を使います。

そのほかにも、寝つきが悪い、耳鳴りや難聴、喉や胸の詰まりには「気の詰まりを改善する漢方薬」（**厚朴**《コウボク》、**蘇葉**《ソヨウ》を含む漢方薬）や「水のめぐりをよくする漢方薬」（**半夏剤**《ハンゲザイ》）などを使っていきます。

うつ病は症状がさまざまなため、症状に応じて漢方薬を組み合わせるなどすることが大事になります。

【症例１】

ストレスがかかることがあって夜中に目が覚めるようになり、一度目が覚めるとなかなか寝つけないので困っていると70代の女性が来局されました。

眠りの種類としては中途覚醒になり、眠りは深いが起きたら眠れないというタイプ。続けて眠ることがなかなかできないので、毎日疲れているような感覚があるとのことでした。

「脳の神経を鎮める漢方薬」と「脳の興奮を鎮める補助剤」の２種類を組み合わせて服用し

ていただきました。

2ヵ月すると、途中で一度は目が覚めてしまうが、その後すぐ眠れるようになり、少しずつ改善しているとのこと。5ヵ月目は夏場だったため、暑さで目が覚めることはあるものの、眠れる時間が増え、疲れを感じにくくなったとのこと。そして7ヵ月、ほとんど症状がなくなって眠れるようになり、身体もとても楽になったとのことで治療を終了しました。


【症例2】


ストレスによっていろいろな症状が出るようになったため病院を受診し「うつ病」と診断された50代の男性。症状がひどくなってきたとのことで来局されました。

とくに気になる症状は、全身倦怠感、味覚障害、喉の違和感で、一日中つらくて頭がまわらず、仕事も集中できない状態で、欠勤する回数も多くなっているとのことでした。

「気の詰まりを改善する漢方薬」と「気を発散させる漢方薬」の2種類を併用したところ、服用開始から2ヵ月で、疲労感が和らぎ、食べものの味がするようになったとのこと。

5ヵ月目には仕事はほとんど休まず行けるようになり、8ヵ月目で喉の違和感はほとんどなくなって、仕事も集中できるようになったとのこと。服用をはじめて1年が経ち、味覚もすっかり改善、体調もよいとのことで漢方薬2種類とも量を半分まで落とすことに。

さらにもう1年間服用を続けたことで、悩んでいた症状はすべてなくなったとのことで服用を終了。

もう少し早く服用を終了してもよさそうなご様子でしたが、再発防止も含めて漢方を2年間服用していただきました。ご本人は「おかげで自信が出て頑張れるようになった」とのことで、なによりです。

【症例3】

20年ほど前から諸症状に悩んでおり、病院で「うつ病」、「起立性調節障害（OD）」と診断された30代の女性。起立性調節障害は、自律神経の調節が乱れることで、起立時に身体や脳への血流が急激に低下する病気で、朝なかなか起きることができない、全身倦怠感、頭痛、立ちくらみやめまい、ふらつき、失神などの症状が起こります。

ここ数年は調子のよいときが多かったのに、3ヵ月ほど前から症状が悪化してきたためお見えになりました。

気になる症状としては、立ちくらみ、眠気、頭痛、息苦しさ、落ちこみなどで、とくに午前中がひどいとのことでした。

「気のめぐりをよくする漢方薬」、「血流をよくする漢方薬」、「気を発散させる漢方薬」の3

種類を組み合わせて1ヵ月間服用したところ、頭痛・眠気とともによくなり、立ちくらみもだいぶ減り、午前中の調子の悪さも改善傾向とのこと。

そのまま調子がよかったので、3ヵ月を過ぎた頃に「気を発散させる漢方薬」を休止してみたところ、問題なく過ごせているとのこと。そこで5ヵ月目に「気のめぐりをよくする漢方薬」と「血流をよくする漢方薬」も量を半分まで落とすことに。

その後も頭痛・立ちくらみもなく、調子よく過ごせているとのことで8ヵ月目に服用を終了しました。

20年間悩んだ症状が1年足らずの漢方服用で改善したことで、自律神経系は漢方の得意分野であることをあらためて実感した次第です。

▼パニック障害——依存性がないので予防薬にも

突然、激しい不安や恐怖に襲われ、胸がドキドキして窒息しそうなほど息苦しくなったり、めまいや震えなどの身体症状があらわれ（パニック発作）、それを何度も繰り返す病気です。

パニック障害の方は、発作が起こるたびに「今度こそ死んでしまう」と感じるため、発作が起きていないときでも「またパニックになって発作が起こったらどうしよう」、「次は本当に死んでしまうかも」という不安を抱えることになり（予期不安）、ますます不安が強くなります。

また、パニック障害を発症するきっかけは最初のパニック発作ですが、発作を繰り返すうちに、最初に発作を起こした場所や、発作が起きたときにすぐに助けを得られないような場所、たとえば電車などの乗りものやエレベーターなどを恐れるようになる「広場恐怖」に発展することがあります。

すると、これらの場所や状況を避けるようになり、一人で外出できなくなって仕事や人間関係など社会生活に支障が出ることがよくあります。

さらに、外出を控え続けたことによってうつ病を併発してしまう方も多く見られます。しかし、症状は重篤《じゅうとく》にもかかわらず、発作は短時間でおさまり、検査を受けても異常は見つかりません。

パニック発作のメカニズムや原因はまだ明確にはなっていませんが、脳内神経伝達物質のバランスの乱れが関係していることがわかってきています。とくに、精神状態を安定させる働きのあるセロトニンと、不安や恐怖感を引き起こし血圧や心拍数を上げる働きのあるノルアドレナリンが関与しているとされます。

ノルアドレナリンは、人体がストレスを感じたときに交感神経の情報伝達物質として放出されます。すると、交感神経が強く働き、自律神経のバランスが乱れることで、動悸や息苦しさなどのパニック発作を引き起こす可能性があると考えられています。

病院の治療では、抗うつ薬や抗不安薬薬物療法と、あえてパニックを起こしそうな場所に行って発作を経験することで次第に慣れていく行動療法とを組み合わせるのが標準的です。

東洋医学的には、パニック発作や予期不安は「気の上昇」や「気の滞り」が起こっている状態です。そこで「気を発散させる漢方薬」を使い、気持ちを落ち着かせて楽にしていきます。

抗不安薬は依存性の問題があるため、予防薬として定期的に服用することはできません。しかし、漢方なら、発作時に頓服で気を鎮めることも、電車に乗る前などに予期不安の予防としても使うことができます。

このように、基本的には「気の上昇」からくるパニック障害が多いのですが、実は近年、「左脳的不安」でパニック症状の出る方が増えています。左脳的不安とは、「なにかもっとよい解決策はないか」などと物事を論理的に考えすぎて不安になり息苦しくなる状態です。

この場合は、仕事や将来の不安などでストレスが強くかかっているため「気持ちを和らげる漢方薬」（**桂枝**と**甘草**を含む漢方）を使っていきます。

【症例】

７年ほど前からパニック症状に苦しみ、抗うつ薬（パキシル）を飲んでも改善が見られなかった50代の女性。

症状としては息苦しさや不安発作があり、とくに冬の時期になると発作がひどくなる傾向があるとのことでした。

病院のお薬と併用する形ですが、「気を発散させる漢方薬」１種類をお出ししました。漢方を１ヵ月ほど服用したところ、息苦しさもなく調子がいいので、パキシルの量を２錠から１錠に落としたとのこと。それから２ヵ月ほどした頃に何度か発作が起きたものの、その後は発作もなく過ごせるようになったため、パキシルを飲むのをやめたとのこと。

漢方服用開始から９ヵ月目の時点で、パキシルを飲まなくても調子のいい状態が維持できているとのことで服用を終了しました。

▼更年期──ホルモンバランスの整え方

更年期は、閉経前の５年間と閉経後の５年間とを合わせた10年間をさします。日本人の場合、だいたい45～55歳あたりが更年期になります。更年期になると卵巣機能の衰えとともに長年出ていた女性ホルモン（エストロゲン）もだんだんと減少し、やがて限りなくゼロに近づきます。

このように、更年期には、卵巣の機能が低下するとともに女性ホルモンの分泌がゆらぎながら急速に減少することで、ホルモンバランスが乱れます。そして、ホルモンと自律神経とは同じ脳のエリアによってコントロールされているため、ホルモンバランスが乱れると、自律神経のバランスも乱れやすくなります。

また、更年期は子どもの自立や夫の定年、親の介護など急激な生活の変化が訪れやすい時期でもあります。こうした生活リズムの変化は精神的なストレスにつながります。

このように、この時期には、ホルモンと自律神経の乱れに精神的ストレスが重なることで、体調の変化や不調を感じる人がたくさんいます。こうした更年期に起こるさまざまな不調を「更年期症状」といいます。

一般に、更年期の症状は次の3種類に分けられます。

①血管の拡張と放熱に関係する症状……ほてり、のぼせ、ホットフラッシュ、発汗など。
②そのほかの身体症状……めまい、動悸、息切れ、疲れやすさ、胸が締めつけられるような感じ、頭痛、肩こり、冷え、関節痛、しびれ、尿もれ、目や喉などの粘膜の異常など。
③精神症状……気分の落ちこみ、意欲の低下、イライラ、抑うつ、不眠など。

これらの症状が単独ではなく、複合的にあらわれることが多々あり、日常生活に支障をきたすようになると「**更年期障害**」という病気になります。

更年期の症状は多彩であることから、病院の治療でも漢方薬がよく用いられます。

来局される方たちから実際に訴えを聞くことの多い症状は「ホットフラッシュ（身体のほてり）」と「大量の汗（スウェッティング）」です。また、動悸、息切れ、頭痛、めまい、うつ症状などを訴えられる方もおり、その方によって症状は本当に多種多様です。

ホットフラッシュに対して使われることが多いのは「**加味逍遙散**（カミショウヨウサン）」です。漢方医学では、寒熱錯雑《かんねつさくざつ》といって急にカーッと暑くなったり寒くなったりを繰り返す症状を「逍遥熱《しょうようねつ》」といいます。まさにホットフラッシュに似ている症状であり、**加味逍遙散**は逍遥熱に使われる漢方薬ですから、ホットフラッシュにも効きやすいのです。

大量の汗に対しては「**柴胡桂枝乾姜湯**（サイコケイシカンキョウトウ）」をよく使います。これは、体内の水分をコントロールする役目のある生薬が多く含まれている漢方薬です。また、自律神経系の乱れによる不眠やイライラを抑える**柴胡**（サイコ）と精神安定作用のある**牡蠣**（ボレイ）を含有しており、気持ちを安定させる効果もあります。

ほかにも、ホルモンバランスを整える作用のある「**四物湯**（シモツトウ）」と乱れた自律神経系の働きを整える「**苓桂朮甘湯**（リョウケイジュツカントウ）」とを組み合わせた「**連珠飲**（レンジュイン）」などを使うこともあります。

ここにあげたのは一例であり、更年期症状の漢方薬を飲むときは、自分の症状や体質に合った漢方薬を服用することが大事です。

【症例1】

「最近、更年期のような症状が出てきて気になる」という60代の女性。症状としては、カーッと暑くなったり寒くなったりするホットフラッシュ、手足の冷え、動悸が気になるとのこと。

年齢からは判断が難しいものの、症状は更年期特有の症状とピタリと合うことから、「更年期症状に対する漢方薬（自律神経を整える漢方薬）」（**加味逍遥散**や**柴胡**を使った漢方薬）をお出ししました。

漢方薬の服用を開始してから2ヵ月で、ホットフラッシュ、動悸ともにほとんどなくなったとのことで、「あまりに早く効いたのでびっくりした」とたいへん驚かれていました。4ヵ月目には症状がほとんどなくなったため、ご本人の希望により服用を終了しました。

【症例2】

「最近、発汗が多く気になる」とのことで来局された50代の女性。

症状としては、冷えのぼせやホットフラッシュ、かきはじめると止まらない汗などです。汗は全身にかくけれど、とくに頭がひどいとのことでした。

「更年期症状に対する漢方薬（自律神経を整える漢方薬）」を1種類のみお出ししました。

漢方薬服用開始から2ヵ月で、ほとんど汗が気にならない状態にまでおさまってきたとのこと。4ヵ月目には冷えのぼせやホットフラッシュ、かきはじめると止まらない汗などの症状はなくなり、気になるのは寝汗だけに。それも7ヵ月目には完全に止まったとのことでした。

更年期にホットフラッシュや多汗で悩まれる方は多いですが、順調に改善の見られた好例です。

▼アレルギー体質——体質改善のやり方

私たちの身体には外から体内に侵入してきた異物を排除して、身体を守る免疫機能が備わっています。ところが、人によってはこの免疫機能が過剰に反応して、一般の人にとってはなんでもないことで、腫《は》れやかぶれなどの炎症を引き起こすことがあります。これを「アレルギー（反応）」といい、アレルギーを引き起こす原因物質を「アレルゲン」と呼びます。

たとえば、ホコリやダニ、花粉、食べものなどさまざまなものが原因物質となり、こうしたアレルゲンに過敏に反応しやすい体質のことを「アレルギー体質」といいます。

アレルギー体質の方の身体では、IgE抗体（免疫グロブリンの一種でアレルゲンと結合することで炎症物質のヒスタミンなどを放出。このヒスタミンなどがくしゃみ、鼻水、かゆみなどの違和感を引き起こします）ができやすく、血液中の量が多いのが特徴です。

アレルギー（反応）は皮膚や気管支、鼻粘膜など身体のいろいろな場所で起こります。アレルギーによって起こる病気に、花粉症（季節性アレルギー性鼻炎）、気管支喘息、アトピー性皮膚炎などがあります。

アレルギー体質を根治することは、西洋医療でも漢方医療でも困難です。しかし、漢方薬で改善をはかっていくことはできます。治療方針の一例としては、アレルゲンに対する身体の反応を過剰なものから正常に近づけることでつらい症状を沈静化しつつ、体質の改善をはかっていきます。

体質を改善するには、それなりに時間がかかりますから、まずは、今つらい鼻水やかゆみをまず止めていくことが大事です。

症状をとるには、たとえば、皮膚のかゆみであれば皮膚の炎症に対する漢方薬を、鼻水であれば鼻の炎症に対する漢方薬をというように、どこにどのような症状が出ているかで使う漢方は変わってきます。

したがって、**その方のいちばんつらくてとりたい症状が、漢方を選ぶ際の基準になってきます。**

アレルギー体質の改善によく使われるのは**柴胡剤**です。肝腎を補いながら、少陽の熱を中和する作用があり、アレルギー性鼻炎やアトピー性皮膚炎などのアレルギー性疾患の体質改善に用いられます。飲み続けることで症状が緩和し体質改善につながってくるはずです。

▼花粉症――半年前から準備

毎年、花粉が飛ぶ季節になると始まるくしゃみ、鼻水、はなづまり、目のかゆみ。スギやヒノキなどの植物の花粉が原因で生じるアレルギー症状を花粉症と呼びます。

厚生労働省によると花粉症の有病率は10年間で10％以上増加しており、全国で20％を超えているとの調査報告もあるそうです。

病院の治療では、抗ヒスタミン剤に代表される抗アレルギー薬の内服が中心ですが、眠くなるという副作用があります。

その点、漢方薬には眠くなることなく効果が期待できるものがあります。

花粉症の主な症状は先ほどのくしゃみ、鼻水、鼻づまり、目のかゆみ（4大症状）ですが、どの症状が強くあらわれるかで使う漢方薬も変わってきます。

鼻炎の症状に対しては、鼻水の色で見分けます。

サラサラした透明な鼻水には「**小青竜湯**（ショウセイリュウトウ）」が使わることが多いです。くしゃみや目のかゆみにも効果があるので、花粉症に使いやすい漢方薬です。

黄色っぽい鼻水には「**葛根湯加川芎辛夷**（カッコントウカセンキュウシンイ）」を使います。

黄色い鼻水はネバネバしているため鼻もつまりやすくなりますが、**葛根湯加川芎辛夷**は鼻づまりを改善する効果が期待できます。

また、鼻づまりがメインの場合には「**葛根湯**（カッコントウ）」も使ったりします。頭重感や肩こりも楽になります。

実は、私も若い頃はひどい花粉症で、花粉の時期になると夜は鼻水で鼻がつまって苦しいため横になって寝られず座って寝ていました。それが**葛根湯**を飲むようになってすっかり症状がとれ、横になって寝られるように。もともと鼻が悪いこともあり、予防のため1年を通して**葛根湯**を飲んでいます。

目のかゆみや充血に対しては「**苓桂朮甘湯**（リョウケイジュツカントウ）」をよく使います。めまいや立ちくらみに使われる漢方薬ですが、目の症状にも作用します。

花粉のお薬はシーズン前から飲んだほうがいいといわれますが、その点は漢方薬も同じです。花粉飛散のピークは３月なので、半年前の９月頃から飲んで準備しておくのがいいと思います。

また、近年は花粉の飛散量が激増しており、漢方薬だけで抑えるのは難しい場合もあります。たとえば、外出時はマスクを着用したり洗濯ものは室内に干したりするなど、なるべく花粉を回避するよう心がけることも大切です。

▼じんましん――アレルギー性か非アレルギー性か

じんましんとは、皮膚の一部が突然、蚊に刺されたように赤くくっきりと盛り上がり（膨《ぼう》疹《しん》）、しばらくするとあとかたもなく消えてしまう皮膚の病気です。たいていは赤みや強いかゆみをともないますが、チクチクした痛みやひりひりした痛みをともなうこともあります。

個々の皮疹（ブツブツや赤み）は、数十分から１日以内に一旦は治ります。その１度だけあるいは１ヵ月以内におさまる場合は「急性じんましん」、１ヵ月以上続く場合は「慢性じんましん」といいます。

また、アレルギー（反応）によって起こる「アレルギー性じんましん」と、気温差や日光などで起こる「非アレルギー性じんましん」と、原因によっても大きく２つに分類されます。

＊アレルギー性じんましん

よく知られているのは特定の食材に対するアレルギーで起こる「食物アレルギー」ですが、ペットの毛やカビ、細菌などでも起こります。

また、じんましんを起こしやすい食材としては、卵・牛乳・チーズなどの乳製品や、サンマ・エビ・カニなどの魚介類、小麦・蕎麦などの穀物、豚肉・牛肉・鶏肉などの肉類があります。どの食材に反応するかは、人によって異なります。

＊非アレルギー性じんましん

ストレスや紫外線などアレルゲン以外の原因でも、じんましんの起こることがあります。ある種の過敏体質と外的要因とが組み合わさったときに症状があらわれると考えられており、次のようなものがあります。

「コリン性じんましん」……発汗を司《つかさど》る「アセチルコリン」という神経伝達物質が関与して起こるじんましん。運動、入浴など発汗による刺激で症状があらわれる。

「心因性（ストレス性）じんましん」……ストレスがかかることで皮膚に刺激が出て症状があらわれる。

「機械的じんましん」……下着のゴムの締めつけなど圧迫刺激によってあらわれる。

「温熱じんましん」……気温が低いところから高いところに移動して「身体が温まるとき」にあらわれる。

「寒冷じんましん」……体温よりも低い物質にふれたりクーラーに当たったあとなど寒冷による刺激であらわれる。

「日光じんましん」……太陽に直接当たった部分など紫外線による刺激であらわれる。

このように、じんましんにはさまざまな原因があり、さらに、1つのじんましんでもいくつかの原因が関係することもよくあります。

病院での治療は、どのタイプのじんましんでも炎症物質のヒスタミンが大きく関与しているとされるため、抗ヒスタミン薬、あるいは抗アレルギー薬が使われます。

さて、私の薬局にご相談に見える方の多くは、「食物アレルギー」もしくは「心因性（ストレス性）じんましん」です。

食物アレルギーの場合は、食材が陸生のものか海生のものかで、使う漢方薬は変わってきます。

たとえば、ナッツや蕎麦《そば》など陸生の食材にアレルギーのある方の場合、肝臓の機能（解毒能力）が落ちていることがよくあります。ですから、「炎症を鎮める漢方薬」（**葛根剤**《カッコンザイ》）と

「肝臓の働きをよくする漢方薬」（**柴胡剤**《サイコザイ》）の2種類を使います。

エビやカニ、タコなど海生の食材にアレルギーのある方の場合は「発散作用のある漢方薬」を使います。よく用いるのは「**香蘇散**（コウソサン）」です。気をめぐらせて病邪を発散します。

また、近年、増えているのがストレス（心因性）が原因の方です。その場合は、「ストレスを緩和する漢方薬」（**牡蠣**を含む漢方）を使うことで改善が見られます。

「温熱じんましん」「寒冷じんましん」「日光じんましん」などは「身体を温める漢方薬」（**乾姜**《カンキョウ》や**人参**《ニンジン》を含む漢方）などを使っていきます。


【症状1】

3～4年前からじんましんが出るようになり、症状がひどくなってきたため、こちらに見えた50代の女性。

症状としては、全身の発赤と強いかゆみで、ラーメンやチャーハンなどを食べたときにもじんましんができるようになったとのこと。食べものによってじんましんが出ているため、アレルギー性じんましんと考えられます。

「炎症を鎮める漢方薬」と「肝臓の働きをよくする漢方薬」の2種類を服用され、3ヵ月くらい経つと、じんましんの回数がかなり減ってきたとのこと。7ヵ月目には、かなり改善が見られるようになったため漢方薬の量を3分の2まで減量。

薬を減らしても月に2~3回の発赤が出るくらいで、じんましんはほとんど出なくなり、ついにはまったく出なくなったため、開始から1年2ヵ月で服用を終了しました。


【症例2】


2ヵ月ほど前からじんましんが出るようになり、かゆみや痛みが強くなってきたという30代の男性。

症状としては、お風呂に入ったときや身体が温まったときにチクチク痛みがし、しばらくするとそれがかゆみに変わり、さらに時間が経ってくると小さな発疹も出てきてしまうとのこと。

発汗によってじんましんが出ているため、コリン性じんましんの漢方をお出ししました。「炎症を鎮める漢方薬」、「肝臓の働きをよくする漢方薬」、「牡蠣製剤（Ca製剤）」の3種類を服用してもらいました。

服用開始から1ヵ月、じんましんはまだ出ているが、かゆみや痛みは半減して、耐えられないということは少なくなってきたとのこと。2ヵ月目に痛みは最初の3分の1程度まで減り、お風呂に入っても少しチクチクする程度になり、3ヵ月目で痛み・かゆみともにまったく出なくなったとのこと。

ご本人も驚かれるほど順調なため、漢方の量を落として1日1回に。量を落としても症状はまったく出ることなく、汗をかいても大丈夫とのことで、5ヵ月をもって服用を終了しました。

▼アトピー性皮膚炎――根治治療が可能

アトピー性皮膚炎は、よくなったり悪くなったりを繰り返す、かゆみのある湿疹を特徴とする皮膚疾患です。皮膚が赤くなってブツブツができたり、カサカサと乾燥して皮膚がむけたり、かさぶたができる場合もあります。

アトピー性皮膚炎の方の皮膚は、乾燥しやすい素因（ドライスキン）とアトピー素因（アレルギーを起こしやすい体質）とを持っていることがわかっています。20歳以下のおよそ10人に1人がアトピー性皮膚炎と推測されており、一度治っても成人してから再発する方もいらっしゃいます。

発症のメカニズムはまだはっきりとは解明されていませんが、皮膚のバリア機能（外界からのさまざまな刺激、乾燥などから体内を守る機能）が低下した乾燥状態に、アレルゲン（ダニやホコリ、食べものなど）の侵入やストレスなどの多様な環境的要因が重なって起こると考えられています。

　原因は、遺伝による体質に環境などが強く関係しているのではないかと考えられています。また、冷蔵庫の普及によってアトピーの子どもが増えてきているともいわれています。

　冷蔵庫に入れることである程度、鮮度が保たれるようになったことで、今の子たちは傷んだものを食べることが少なくなっており、そのことも、免疫の低下の原因の一つになっているのではないかと考えられています。

　このように、原因や症状には個人差があり、さらに症状を悪化させる要因も人それぞれ異なるのが特徴です。


　一般的に治療の３本柱は、スキンケア、薬物療法、悪化要因の対策（要因は１つだけでなく、季節の変化、生活環境、ペット、ハウスダスト、ストレスなどが重なり合って起こることが多いとされます）です。

　病院の治療では、ステロイドのぬり薬と抗アレルギー薬をメインに使います。抗アレルギー薬は炎症を抑えてくれるものの、副作用として眠気があるため、生活に支障の出ることも少なくありません。

また、ステロイドの外用薬は、免疫システムの過剰な働きを抑制して炎症を抑える作用がありますが、血管を収縮させたり、皮膚の細胞の増殖を止めたりする作用もあります。そのため、皮膚がどんどん薄くなり、菌感染を起こしやすくなります。

漢方では「燥湿」で分けてみます。

皮膚炎にも、どの時期にひどいかとか、身体のどこに出やすいかなど、いろいろな症状のパターンがあります。たとえば夏に出やすい汗疹（あせも）や真菌《しんきん》に感染しやすいものは湿のタイプが多く、燥のタイプの代表は冬場に多くなるドライスキン（乾燥肌）です。

アトピー性皮膚炎は、時期により悪化のしやすさが違います。夏の時期に悪化するのであれば、湿気が多い時期なので「水をさばく漢方薬」を使い、冬は乾燥しやすいため「乾燥を止め潤いを与える漢方薬」を使ってあげるというイメージです。ちなみに、乾燥を止める漢方としては「**温清飲（ウンセンイン）**」を使うことがよくあります。

体質から改善していくため、時間はかかるかもしれませんが根本治療が可能です。また、漢方薬と同時に、その方に合った養生食も大切です。

【症例】

5年前から皮膚症状があらわれ、病院に行ったところ「アトピー性皮膚炎」と診断され、病院のお薬（ステロイドなど）でコントロールしていたものの症状が強くなってきた30代の女性。

症状は、全身の乾燥や湿疹《しっしん》と激しいかゆみで、かゆみでかき壊しているところは熱を持って腫れているとのこと。

「解毒を高める漢方薬」（**柴胡剤**《サイコザイ》）、「かゆみや湿疹を鎮める漢方薬」（**荊芥**《ケイガイ》や**連翹**《レンギョウ》を含む漢方薬）の２種類を服用していただき、服用開始から２ヵ月、かゆみが引いてきており、熱感もなくなってきたとのこと。

さらに１ヵ月後には、赤みはまだあるものの、かゆみはかなり落ち着いたとのこと。症状に鎮静が見られてきており、さらなる改善に向け服薬を続行中です。

▼膝の痛み――急性か慢性かで漢方薬を使い分ける

骨折は別として、運動器に関する疾患の場合、急性によるものか慢性的なものかによって、アプローチが異なります。多くの場合、急性であれば「炎症をとる漢方薬」（**石膏剤**《セッコウザイ》）を、慢性であれば「骨や軟骨を修復する漢方薬」（**防已黄耆湯**《ボウイオウギトウ》などの漢方薬）を、それぞれ使っていきます。

膝であれば、たとえば、山登りやマラソンなど膝に負担のかかることをしたあとに、膝に痛みが出てひどく腫れてしまうことがあります。そのようなときは「**麻杏薏甘湯**（**マキョウヨクカントウ**）」という漢方薬がよく使われます。

麻杏薏甘湯は、配合生薬に発汗解熱・抗炎症・鎮痛などの作用を持つ**麻黄**（マオウ）が含まれている**麻黄剤**の1つで、炎症による熱や腫れ、痛みを発散して追い出すような働きをします。

また、水毒を改善する**杏仁**（キョウニン）と**甘草**（カンゾウ）、発熱やほてり、筋肉の痙縮（ひきつり）を改善する**薏苡仁**（ヨクイニン）も含まれており、むくみをとり筋肉や関節の痛みを和らげていく効果があります。

麻杏薏甘湯は、痛みよりも腫れや熱を鎮める作用が強いので神経痛よりも関節痛に適しています。そのため、急性の膝の痛みに使われることが多い漢方薬です。

急性の関節痛に対しては、**麻杏薏甘湯**のほかに、比較的体力のある人であれば同じ**麻黄剤**でもより強い効き目のある「**越婢加朮湯**（エッピカジュツトウ）」を、逆に体力のない人であれば「**桂枝加朮附湯**（ケイシカジュツブトウ）」が使われることもあります。

いずれもたいてい1～2週間服用すると症状がとれ、慢性化させずにすみます。

すでに慢性化している膝の痛みには、「骨折」の項目でお話しした「**防已黄耆湯**（**ボウイオウギトウ**）」を使います。

たとえば、膝に水（関節液）がたまって痛みが出ているとき、**防已黄耆湯**は余分な水を排泄することで、むくみを改善して痛みをとり、関節の可動域を広げます。

また、**防已黄耆湯**は、骨だけでなく軟骨組織の不良による慢性的な運動器の疾患に対してての効果も数多く報告されています。そのため、膝関節の軟骨が少しずつすり減って骨が変形してしまう「変形性膝関節症」や、脊椎《せきつい》の骨や軟骨の変形などにより背骨がずれる「脊椎すべり症」などにも使われます。

▼ぎっくり腰──牡蠣の殻（ボレイ）がおすすめ

「ぎっくり腰」は、急に起こった激しい腰の痛みのことを指す一般的な名称で、正しくは「急性腰痛症」といいます。

ぎっくり腰の起こるメカニズムははっきりしていませんが、筋肉や靱帯《じんたい》の損傷、関節のずれ、椎間板のトラブル、またストレスなど心理的要因などが関係していると考えられています。共通しているのは腰に負担がかかってしまうときに起こるということです。

たとえば、重い荷物を持ち上げたときやスポーツで身体をひねったときに起こることが多いですが、朝起きたときや床から立ち上がったとき、あるいはなにもしないでも起こることもあります。

ぎっくり腰になった当日から翌日くらいまでの急性期は、炎症と痛みが強いため無理はせず安静にして冷やすのが効果的とされます。しかし、翌日以降、痛みが弱まってきたら積極的に動くことが大切とされます。じっとしていると筋肉がこわばってしまうため、動いたほうが治りが早く、慢性化も防げるといわれています。

ぎっくり腰には「**芍薬甘草湯**（シャクヤクカンゾウトウ）」が使われることもありますが、私は生薬の1つである「**牡蠣**（ボレイ）」を使います。いわゆる牡蠣の貝がらで、炭酸カルシウムが主成分ですが、ほかにもいろいろなミネラル分が豊富に含まれています。

カルシウムには、神経や骨格筋の興奮を鎮める作用があります。また、牡蠣殻は不安症状や興奮症状にも使われることがあり、身体的な要因だけでなく心理的な要因にも作用して、心身両面から腰の痛みを和らげることを期待できます。

急性期を過ぎた場合は、加味といって「**防已黄耆湯**（ボウイオウギトウ）」に**牡蠣**を足して使います。**防已黄耆湯**は長引く筋肉痛や神経痛に効果があります。だいたいは1～2週間程度で回復していきます。

もしも時間経過によって改善が見られないとか、下半身に痛みやしびれといった症状があらわれたりしたときは、椎間板《ついかんばん》ヘルニアや腰部脊柱管狭窄症《ようぶせきちゅうかんきょうさくしょう》など背骨の疾患や、内臓の病気が隠れていることがあります。その場合は、また別のアプローチになります。

いいます。

▼腰痛――原因が「血」か「水」かで漢方は異なる

近年、レントゲンやＭＲＩなどで撮っても原因のわからない「腰痛症」に悩む人が増えています。

そうした原因不明で慢性の腰痛の場合、「血行不良」もしくは水滞からくる「冷え」が原因かもしれません。原因によってアプローチは異なります。

自分の腰痛の原因がどちらにあるかの見極めのポイントは、「じっとしているとき」や「動き出しのとき」に痛みを感じるかどうかです。

たとえば、デスクワークをしているときなど、じっと同じ姿勢でいるときは、どうしても血流が悪くなります。また、起床時や寝返りを打つとき、あるいは立ち上がるときなどに痛みを感じるのは、血行不良で血流がうまく流れていないと血管やそれをとり巻く筋肉も硬くなり柔軟性がなくなるため、急に動かそうとすると痛みを生じやすくなるためです。

つまり、じっとしているときや動き出そうとしたときに痛みを感じるという方は、血行不良が原因である可能性が高いといえます。

その場合、「血のめぐりをよくして瘀血を改善する漢方薬」を使っていきます。

出番が多いのは「**疎経活血湯**（ソケイカッケツトウ）」です。血液の通り道である経絡の流れを改善し、血の働きを活発にするという意味を持つ名前の漢方薬で、17種類の生薬からなります。

基本の漢方は「**四物湯**（シモツトウ）」で、**当帰**（トウキ）、**芍薬**（シャクヤク）、**熟地黄**（ジュクジオウ）、**川芎**（センキュウ）からなり、補血作用によって血液循環を改善します。そこに**桃仁**（トウニン）、**牛膝**（ゴシツ）を加えてより血流改善作用を強化し、さらに風湿をとり除く漢方や利水薬などが配合されています。

疎経活血湯は、主に血虚（血が不足した状態）に対する漢方ですが、血のめぐりが悪くなった瘀血や水が停滞した水滞も合わせて改善し、急性痛にも慢性痛にも、また腰痛や坐骨神経痛、関節痛、筋肉痛など幅広く痛みに対して使われます。とくに腰より下の痛みに効果を発揮するとされます。

腰痛が「冷え」からきていると考えられる場合は、「利水効果と温熱効果とによって冷えをとり、なおかつ痛みにも効果のある漢方薬」を使います。

よく使うのは「**苓姜朮甘湯**（リョウキョウジュツカントウ）」です。中身は、**茯苓**（ブクリョウ）、**乾姜**（カンキョウ）、**白朮**（ビャクジュツ）、**甘草**（カンゾウ）の4種類の生薬です。

茯苓と**白朮**は、どちらも消化関係の水分の停滞を改善して、水のめぐりをよくします。**乾**

姜と**甘草**はお腹を温め、冷えをとります。また、温める作用によって、主に腰から下の痛みを和らげます。

　このように、**苓姜朮甘湯**は、水毒を改善することで冷えをとり、身体を温めて腰の痛みを癒やします。腰痛症だけでなく、坐骨神経痛にも使われることがあります。

　腰痛など痛みに対応する漢方を選ぶときは、「いつ、どんなときに痛いか」を確認してみてください。

▼坐骨神経痛――若者かシニアかで漢方は異なる

　腰痛が長引いてくると、次第にお尻や太ももの後ろ、すね、足先などに痛みやしびれの症状があらわれてくることがあります。それが「坐骨神経痛」です。

　坐骨神経痛は特定の病名ではなく、腰から足にかけて伸びている坐骨神経がなんらかの理由で圧迫されたり、強い刺激を受けることで生じる痛みの症状の総称です。

　坐骨神経痛の原因は、年齢が若い場合は「腰椎椎間板ヘルニア」が多く、高齢になると「腰部脊柱管狭窄症」が増えてきます。

　背骨は椎体《ついたい》という骨が積み木のように重なることによって構成されていますが、いずれも腰椎（背骨の腰の部分）の関節や神経の通り道に起こる異常によって神経根が圧迫されることで、下半身に痛みやしびれを引き起こします。

このように坐骨神経痛の主な症状は、腰椎から発生する下肢の痛みとしびれです。したがって、関節や神経の痛みを鎮める漢方薬を使います。

シニアで腰椎椎間板ヘルニアや脊柱管狭窄症があり、坐骨神経痛に悩んでいる方によく使うのは、「**防已黄耆湯**（ボウイオウギトウ）」です。**防已黄耆湯**は、慢性的な関節や神経の痛みに効果がありますし、「骨折」や「膝の痛み」の項目でお話をしたように、骨や軟骨組織の修復作用もあるのではないかと考えられています。

比較的若くて体力があり身体の強い方の場合は、「**越婢加朮湯**（エッピカジュツトウ）」を使うことが多くなります。

実は、私自身も学生時代に野球で腰を痛めてヘルニアになり、坐骨神経痛が出て**越婢加朮湯**を飲みました。しばらく服用するとすっかりよくなり、その後は激しい運動をしないよう気をつけていることもあり、これまでのところ坐骨神経痛が再発することはありません。

まとめると、ある程度年をとった方の坐骨神経痛には**防已黄耆湯**、若くて身体の強い方の坐骨神経痛には**越婢加朮湯**を、それぞれ使うことが多くなります。

坐骨神経痛の症状が悪化して足の痛みとしびれで立つことも歩くことも困難になると、椎間板ヘルニアや脊柱管狭窄症の手術を行うこともあります。

普段から座る姿勢に気をつけるなど、腰に負担をかけないような生活を心がけながら、漢方薬を使って症状をうまくコントロールしていけば、健《すこ》やかに過ごしていけるはずです。

▼糖尿病性腎症――３つの基本漢方薬

第２章でもお話ししましたが、血糖、血圧、コレステロールはいずれも病院のお薬で数値をコントロールできるため、生活習慣病自体の治療で漢方薬を使う方はあまりいません。当局にいらっしゃるのも、高血圧症や糖尿病自体ではなく、その先の合併症、たとえば動脈硬化などを起こされてからの方がほとんどです。

その中でも多いのが、糖尿病が引き金となって腎臓をわずらう「糖尿病性腎症」です。糖尿病性腎症は、糖尿病の３大慢性合併症（腎症、網膜症、末梢神経障害）の１つとされ、近年、透析導入の原因疾患の１位です。

糖尿病になってすぐに発症するわけではなく、高血糖の状態が長く続くことで血糖（ブドウ糖）と組織中のたんぱく質が組み合わさって血液がドロドロになり、腎臓内の血管を傷つけ、血管が詰まったり破れたりすることで発症します。

発症早期は無症状であることが多いですが、腎機能が低下するとむくみ、貧血、高血圧などの諸症状が出てきます。

症状で重要視される検査値は主に2つです。

1つは、「慢性腎臓病」の項目でお話しした血清クレアチニン値です。

もう1つは「尿中アルブミン」値です。アルブミンはたんぱく質の1種ですが、本来、たんぱく質は腎臓のろ過機能によって再吸収されるため、本来は尿中に排泄されることはありません、しかし、腎症が進行してろ過機能が低下してくると、たんぱく質を再吸収しきれなくなり、尿の中に残ったままとなってしまいます。

尿中のアルブミン量を調べることで腎臓の状態を知ることができます。正常値は30㎎／L未満です。

病院では、低カロリー食、運動療法を基本とした厳格な血糖コントロールと、糖尿病薬の服用、およびインスリンの注射も行いますが、改善が見られず透析に至ることも少なくありません。

しかし、漢方を併用することでよくなる方もいらっしゃいます。

私の薬局では、糖尿病性腎症の主な原因は、「糖尿病になると血液が糖でドロドロの状態になり、血流が悪くなって、血管が詰まる」、「腎臓の働きの低下と炎症」、「膵臓《すいぞう》の働きの低下と炎症」と考えます。

したがって、漢方薬は「腎機能を高める漢方薬」（**柴胡剤**）、「血流をよくする漢方薬」（**桃仁剤**）、「膵臓の炎症を除く漢方薬」（**牡蠣剤**）の3つが基本となります。

さらに、症状がひどく出ている場合には、症状に対しての漢方薬を併用します。たとえば、むくみには「水のめぐりをよくする漢方薬」（**白朮と茯苓**を含む漢方薬）、腎性高血圧による血圧上昇には「血管のストレスを和らげる漢方薬」（**黄連剤、黄ゴン剤**をふくむ漢方薬）という具合です。

【症例】

10年以上前に病院で「糖尿病」と診断され、最近になって数値が悪化し「糖尿病性腎症」を発症していることがわかったとのことでいらした70代の男性。

クレアチニン値は4・0㎎／dl、さらに、過去1～2ヵ月の平均的な血糖レベルのわかる「HbA1c」値（正常範囲は4・4～6・2％、腎症の方の目標値は6・5％未満）は最高7・0％で、むくみが出ているとのことでした。

「腎機能を高める漢方薬」、「血流をよくする漢方薬」、「膵臓の炎症を除く漢方薬」の3種類を服用していただきました。

漢方薬の服用を開始して3ヵ月、クレアチンは3・5㎎／dlまで減少し、むくみも見られなくなっているとのこと。8ヵ月目にはクレアチンが2・9mg/dlまで減少し、「ここ何年もクレアチニンが3を切ることはなかった」とのことで、とても喜んでおられました。

漢方をはじめてから2年が経ち、数値も安定して調子がよいとのことで、漢方薬の分量を落として服用を継続中です。

▼帯状疱疹後神経痛――早期改善のために

帯状疱疹《たいじょうほうしん》による水泡などの皮疹（皮膚症状）がおさまり、帯状疱疹が治ったあとも続く痛みのことで、もっとも発症頻度の高い帯状疱疹の合併症です。

帯状疱疹は、子どものときにかかった水ぼうそうのウイルス（水痘・帯状疱疹ウイルス）が、水ぼうそうが治ったあとも脊髄《せきずい》近くの神経節と呼ばれる部分に潜んでいて、疲れやストレスなどで身体の免疫力が低下したときに再び活性化することで、神経に沿って赤い斑点（疱疹）が皮膚に帯状にできる病気（感染症）です。

80歳までに約3人に1人が発症するとされますが、最近では、新型コロナウイルスが発症リスクを高め、患者数が増えているとのこと。海外の研究結果によると、50歳以上で新型コロナウイルス感染症と診断された人は、診断されなかった人に比べて帯状疱疹の発症リスクが15%高く、新型コロナウイルスによる入院患者の場合には発症リスクが21%高かったそうです。

さて、帯状疱疹に関連する痛みには、次の３つがあります。

・皮疹が出現する前に起こる「前駆痛《ぜんくつう》」
・皮疹が出現しているときに起こる「急性帯状疱疹痛」
・皮疹が治癒《ちゆ》したあとも続く「帯状疱疹神経痛」

このうち、前駆痛や急性帯状疱疹痛は主に皮膚の炎症によりますが、帯状疱疹後神経痛は神経が傷ついたことによる痛み（神経障害性疼痛）であり、それぞれ発症の仕組みも治療法も異なります。

帯状疱疹後神経痛は、帯状疱疹を発症したときには正常であった神経繊維が、ウイルスによって傷つけられてしまうことで発症すると考えられています。そして、その結果、神経が過剰に興奮することで、痛覚過敏や逆に感覚鈍麻、アロディニアといって、ふれるだけで痛みを感じるような異常症などが起こるとみられています。

代表的な症状は、持続的な焼けるような痛み、一定の感覚で繰り返される刺すような痛み、電気が走るような痛みなどです。

症状やそのレベルは人によって大きく異なるため、万人に当てはまる絶対的な治療法というのはありません。そのため、病院では、アシクロビルなどの抗ヘルペス薬を中心に神経ブロックや理学療法などを組み合わせて行いますが、痛みを完全にとり除くのは難しいとされています。

私の薬局では、まずウイルスに対処するために「抗ヘルペス薬に似た作用のある漢方薬」を使います。そして、その方の症状に合った漢方を併用し、さらに痛みの改善を目指します。

たとえば、「雷が走るような痛み」や「持続的な焼けるような痛み」など痛みの強い場合は、「炎症を鎮める漢方薬」（**黄連剤**、**黄ゴン剤**）を、知覚過敏や感覚鈍麻の場合は「神経の麻《ま》痺《ひ》を鎮める漢方薬」（**羌活**《キョウカツ》や**麻黄剤**）を使っていきます。

早期にその方の症状に合わせた漢方を使っていくことが、症状の早期改善に繋がると考えます。


【症例1】

2年ほど前、左顔面と目の周囲にかゆみが出たため、病院を受診したところ「帯状疱疹」との診断。その後、帯状疱疹後神経痛が左顔面に残り、鎮痛剤で凌《しの》いできたものの、鎮痛剤を長期的に使ったため、副作用による胃腸障害が出てきた80代の女性が当薬局に見えました。

帯状疱疹後神経痛に対する不安もあるため、血圧の変動もすごいとのことで、「痛みを鎮める漢方薬」（痛みを鎮める生薬**蒼朮**《ソウジュツ》を含む漢方薬）、「自律神経系を調節する漢方薬」（**牛**《ゴ》**黄剤**《オウザイ》）、「抗ヘルペス薬に似た作用のある漢方薬」（ウイルスの鎮静に働きかける**ヨクイニン**）の３種類を組み合わせ、服用開始から２ヵ月で痛みの出ない日が増えはじめ、８ヵ月目には痛みは完全に消失し、血圧の変動もなくなり、調子がよくなったとのことです。

自律神経を調節する漢方も使ったことで、血圧が安定しストレス面もカバーできたのだと思います。さらなる改善を目指して服用を続行中です。


【症例２】


右肩甲骨付近に痛みがあらわれ病院に行ったところ、「帯状疱疹後神経痛」と診断を受けた50代の男性。痛みからかゆみに繋がることもあり、とくに夜になると痛みが強くなって眠れないため、ご相談に来られました。

「痛みをとる煎じ薬」「抗ヘルペス薬に似た作用のある漢方薬」の２種類を組み合わせて服用。服用開始から２ヵ月、寝ているときの痛みがなくなってきて、眠れるようになり、調子がよくなってきたとのことです。

6ヵ月目には、痛みは完全に消え調子がよいとのことで、服用を終了しました。早期でのご相談だったため、漢方服用も早めに終えることができました。

▼緑内障――白眼が濁ったら

眼科疾患では、「緑内障《りょくないしょう》」の方が多くご相談に見えます。

緑内障は、なんらかの原因で視神経（眼からの情報を脳に使える神経）に障害が起こり、視野が狭くなる病気のことです。中高年の方に起こる代表的な病気の1つですので、60歳以上では1割以上の方が発症します。また、日本の失明原因の1位となっています。

視神経に障害を起こす原因の1つが、眼圧の上昇といわれています。眼の中には、眼房水《がんぼうすい》といって角膜《かくまく》や水晶体《すいしょうたい》など血管のない組織に栄養を与える液体が流れています。眼の形状はこの房水の圧力によって保たれており、これを眼圧と呼びます。本来、眼圧は一定に保たれています。

しかし、眼房水の流れが悪くなるなどして、眼圧がその人の視神経が耐えられる圧力を超えて上がることがあります。緑内障は、そうして圧迫された視神経が脱落して本数が少しずつ減っていく病気で、その結果、視野の中に見えない部分が生じ、病気の進行とともにその範囲が拡大していきます。視神経は再生しないので、失われた視野は二度と回復しません。

　このように、眼圧が正常範囲（10〜21㎜Hg）を超えて発症した緑内障を「眼圧上昇型緑内障」といいます。これに対して、眼圧が正常範囲にもかかわらず緑内障になることがあり、これを「正常眼圧緑内障」と呼びます。近年の調査から、緑内障の約6割が正常眼圧緑内障だとわかったそうです。

　さて、これまで私は、多くの眼圧上昇型緑内障の方に漢方薬をお出ししてきました。その経験から、眼圧上昇型緑内障の患者さんには、次のような傾向のあることがわかりました。

・ストレスが多い
・白眼が濁《にご》っている（若干、黄色に近い）

　ストレスの多い方は自律神経が乱れており、血圧と眼圧とは連動しないものの、自律神経が乱れると血圧が上がるのと同じように、自律神経の乱れによって眼圧も上がりやすくなるのではないかと考えます。

　白眼が濁っている方には、内臓（とくに肝臓や胆のう）の疲れ、眼の筋肉の疲れ、眼の炎症がある方が多いと感じます。

　また、多い症状としては、視野欠損（視野の一部がかけて見えにくくなる）、視力低下、失明の可能性などで、そのほかにも、眼の痛み、眼の重み、眼の硬さなどが気になる方も多くいらっしゃいます。

これらのことから、自律神経の乱れ（ストレス）、眼の筋肉の疲れ、眼の炎症、内臓の疲れが、眼圧上昇型緑内障に繋がっている可能性が考えられます。

そのため、漢方は、まず「ストレスをとり除く漢方薬」、「目の筋肉をゆるめる漢方薬」、「眼の炎症を改善する漢方薬」、「内臓の疲れをとる漢方薬」の4つを選定し、症状に合わせてこの中の数種類を併用してお出ししていくことが多いです。

なお、眼房水が大きく影響している場合には「水の流れをよくする漢方薬」を使うこともあります。

【症例】

最近、眼科で検査したところ、眼圧はまだ正常範囲内ではあるものの、最近になって眼圧が上昇してきていることから「眼圧上昇型の緑内障」と診断された50代の女性。

また、1年ほど前から右目の視野が狭くなって（視野狭窄《しやきょうさく》）きているのも心配で、漢方薬で改善が見られればとのことでご相談に見えました。ドライアイの症状も気になるとのことでしたので、並行して対応させていただくことにしました。

「ストレスをとり除く漢方薬」、「目を潤す作用のある漢方薬」（**麦門冬**《バクモンドウ》、**地黄剤**《ジオウザイ》）の2種類を服用。開始から1ヵ月、眼圧が13まで下がり、ドライアイも少し改善しているとのことでした。しかし、その後、眼圧が16まで上がったため9ヵ月目に血圧を下げる漢方薬を追加したところ、翌月には眼圧が14まで低下、ドライアイもほぼなくなってきたとのこと。

服薬開始から1年、眼圧も安定し調子もよいとのことで、ご本人の希望により服用を終了しました。

▼耳鳴り・難聴——耳の老化対策

周りに音源がないにもかかわらず「音が聞こえる現象」のことを耳鳴りといいます。たとえば、突然「キーン」と耳鳴りがしてしばらくすると消えることがあります。これは、「生理的耳鳴り」といって問題はありません。しかし、日本人の10人に1人は「キーン」「ジー」といった耳鳴りの音が慢性的にしていて苦しんでいるとされます。

そうした慢性的な耳鳴りの90％は難聴が原因とされます。

耳の老化は20歳頃からはじまるといわれ、誰しも子どもの頃に聞こえていた高い音が聞こえにくくなってきます（難聴は高音域からはじまります）。そうした聞こえない音を、脳がその高さの音のボリュームだけを上げて聞こうとし、これが耳鳴りとなって脳の中で聞こえるわけです。

加齢性難聴は65歳を超えると急激に増加するといわれていますから、中高年の耳鳴りの背景には加齢性難聴があるといえそうです。

こうした加齢にともなう耳鳴りは誰にも起こることですが、人によって症状が大きく異なるのには、ストレスが関係していることがわかっています。

ストレスによって自律神経のバランスが崩れると、さまざまな不調があらわれますが、人によっては内耳や脳内の聴覚情報を扱うエリアの血流が悪くなります。すると、耳の機能が低下して、耳鳴りや難聴など耳に不調があらわれるようになります。

実は、西洋医学では、こうした耳鳴りや難聴の治療法は確立しておりません。

東洋医学では、**耳鳴りの原因には「腎虚《じんきょ》」や「内熱《ないねつ》」がある**と考えます。

腎虚は、簡単にいうと老化です。腎虚になると、さまざまな衰えの症状があらわれるようになります。たとえば、骨の異常、足の冷え、転びやすい、夜間尿などの症状が起こり、その中に聴力低下や耳鳴りも含まれます。

「内熱」とは、身体にこもって抜けない熱のことをいいます。身体に熱がこもり、熱が逃げ場を失って、のぼせ、ほてり、口の乾き、微熱、耳鳴りなどの症状を起こします。

耳鳴り・難聴ともにストレスによって症状が悪化していることが多いため、基本的な漢方は「ストレスをとり除く漢方薬」になります。ほかにも併発している症状によって出す漢方は変わってきます。たとえば、難聴は、耳の詰まりや耳の閉塞感を一緒に感じる方が多いことから「気を発散させる漢方薬」を使うことも多くなります。

基本的に難聴が改善すれば、耳鳴りも改善するというケースがほとんどです。


【症状】


15年くらい前から加齢による難聴（老人性難聴）と耳鳴りがするようになり、漢方薬で改善できないかとのことで50代の女性がご相談に見えました。

耳鳴りとしては「シーンシーン」という音が聞こえ、難聴は補聴器をつけて対応しているとのこと。とくに寝不足のときにどちらの症状もひどくなるとのことでした。

「腎虚の漢方薬」（**六味丸**《ロクミガン》など）、「内熱をとる漢方薬」（**黄連剤**）の２種類を組み合わせてお出ししました。

服用をはじめて１ヵ月、数日前から耳鳴りが小さくなってきたとのことで、漢方がじわじわ効きはじめたかなという印象。４ヵ月の時点では、以前よりも言葉の聞きとりができるようになってきて、耳鳴りも昼間はしなくなり、だいぶ改善が見られているとのこと。

６ヵ月目には、夜に鳴っていたシーンという音もほとんどしなくなり、服用開始から８ヵ月で、耳鳴りもほとんどなくなり調子がよいとのことで、ご本人の希望により服用を終了しました。

第5章　漢方薬の効果を最大にする養生

▼3つの養生法――食養生、体養生、心養生

ここまで見てきたように、1つの処方から数種類の異なる作用が生まれる漢方薬には、病気の治療や予防、体質改善、さらには若返りまでと、西洋医薬にはない幅広い効果があります。

漢方薬のそうした効果を得るには、自分の証《しょう》（今の自分の状態）に合った適切なものを選ぶことが大事です。ですが、どんなに自分に適したよい漢方薬であっても、ただ飲むだけで漢方薬の効果を最大限に得られるというわけではありません。

「はじめに」でもいいましたが、漢方薬さえ飲んでいれば、不調がすべて改善して元気になれるというわけにはいきません。「養生《ようじょう》」あっての漢方薬です。

漢方薬を服用することで一度は改善できても、不養生をすればまた体調は悪くなります。ダイエットをして体重を落としても暴飲暴食をすれば、あっという間にもとに戻ってしまうのと同じで、いくら漢方薬で今の体質を改善しても不摂生《ふせっせい》な生活をしていたらもとの木阿弥《もくあみ》です。身体に悪い生活を送りながら漢方薬を服用しても、目標にはたどり着けません。

基本の生活習慣を整えましょう。そのとき、大事になってくるのが「養生」の観点です。

漢方における養生とは、**自然治《ち》癒力《ゆりょく》などを含めた生きるための力を整え、養おうとするこ**

と。そのためには、不足を補い、余分なものを捨てることです。これは漢方治療の原則で、代謝が不活発になって冷えた部分には温めるものを、炎症があり代謝が亢進したときには冷やします。つまり、熱には寒を、寒には熱をというように、正反対の性質を与えて調和し、生きるための力を整えて、健康な状態に戻していきます。

養生法には、食事の工夫をする「食養生」、運動したり休んだりといった工夫をする「体養生」、リラックスして心が元気になれるよう工夫をする「心養生」の大きく３つがあります。

具体的には「食事」「運動」「入浴」「睡眠」の４つを私は重視しています。

ただ、「養生にはこの食事がよい」と断言することはできません。

なぜなら、養生には人それぞれの方法があるからです。体質や性質、身体の状態（証）というのは、ひとりひとり違います。漢方薬と同じように、人それぞれ適切な養生法があります。

つまり、「自分に適した生活をすること」が大事です。

「自分に適した養生法はどうやって見つければいいの？」

このように悩む方は、第３章でご紹介したセルフチェックをしてみてください。自分に適した養生を考えるうえでヒントになります。

たとえば、舌診《ぜっしん》で苔が白くなっていたら、身体はむくんで冷えやすい状態なので、身体を温めるような生活を心がけることが必要だとわかります。

自分に合った養生を日頃から行うことで、身体の内側から整い、漢方薬の効果も高まります。

▼医は3分、食は7分

漢方では養生における食事を非常に重視しています。「医食同源」という言葉がありますが、漢方では「医は3分、食は7分」といいます。これは、治療にしめる重要性は「医」である漢方が3割、「食」である食養生が7割という意味。つまり、食養生がとても重要だということです。

食養生において重要なのは、飲食に節度を保つことです。一般に日本人は真面目な方が多く、テレビや雑誌で「○○が身体によい」といった情報を見聞きすると、そればかり食べる傾向があります。そういう偏った食べ方はやはりよくありません。飽食をせず、かといって過度な摂食もせず、バランスよく食べることが大事です。

漢方には、昔から蓄積されてきた食養生の豊富な経験と、そこから生まれた知恵があります。その中から、食事を考える際のポイントとなるものをいくつかご紹介します。

＊食養生のポイント1

食養生の基本の1つに「五味《ごみ》」があります。「酸（さん）」「苦（く）」「甘（かん）」「辛（しん）」「鹹（かん）」（塩からい）の5つの味のことです。

漢方における五味は単なる味だけでなく、身体に対して独特の作用を持っていると考えられています。

たとえば、「苦い」「塩からい」は身体を冷やす作用、「辛い」「酸っぱい」は身体を温める作用があります（ちなみに「甘い」ですが、白砂糖は身体を冷やし、黒砂糖は温めます）。ですから、身体が冷える方は、コーヒーやビール、ゴーヤなど苦みのあるものを控えると冷えがとれます。また、酢のものなど酸っぱいものをとると身体が温まります。

このように、不足を補い、余分なものを捨てることで、寒熱のバランスがとれてきます。

余談ですが、夏にビールがおいしいのは、苦みによる冷やし効果によるところも大きいのです。

それでは、冷える方は、苦いもの、塩からいものはとれないのかというと、そんなことはありません。組み合わせることで中和されます。

たとえば、わかめやのり、イカ、アサリなどの海のものは「鹹味《かんみ》」（塩からい）に属します。ですから、お酢と合わせてわかめ酢やもずく酢、あるいはイカのマリネなどにすると、海のものの冷えが打ち消されます。

ほかにも、きゅうりと大豆味噌を組み合わせるもろきゅうは、きゅうりでむくみを排出しながら、大豆が脱水症状をとってくれます。生魚を使うお寿司に毒消し作用のあるわさびを入れるのも、理にかなっています。

このように、昔からわさびを使うのも、冷やす作用の強い蕎麦《そば》に身体を温《あたた》める作用のある生姜《しょうが》やネギの組み合わせは風味だけでなく、それぞれの食材の持つ作用の調和がとれるよう、うまくできています。

［五味の作用］
「酸味」……血流をよくして身体を温め、筋肉や内臓を引き締め、汗や尿などが身体から排出されるのを抑えて、多汗や頻尿症状を改善する。とりすぎると尿や胃に不調があらわれる（酢、いちご、キウイ、レモン、梅、なし、みかん、トマトなど）
「苦み」……体内の余分な熱や水分をとり除いて、鎮静させる作用があるほか、尿や便の出を改善。とりすぎると肌がカサつき、身体の冷えの原因になる（ビール、コーヒー、緑茶、ご

ぼう、ほうれん草、春菊、ふきなど）
「甘味」……血を補ったり、筋肉の緊張をゆるめて痛みを和らげたりする。調和する作用もあり滋養強壮にも関係。とりすぎると身体を冷やし、胃もたれしたり身体がだるくなることも（砂糖、牛乳、しいたけ、ブロッコリー、牛肉、鶏肉、エビ、マグロ、かぼちゃ、キャベツ、大豆、バナナ、大根など）
「辛み」……気を発散する作用と血や水の循環をよくし、温める作用がある。とりすぎると汗の出しすぎで乾燥を引き起こすことがある（生姜、にんにく、大根、ねぎ、にら、コショウ、酒、わさび、ワイン、落花生など）
「鹹味《かんみ》」……ものを和らげ、潤《うるお》し、冷やす作用がある。便秘や肥満を改善したり、老化防止などの効果もあるとされる。とりすぎると血圧が上がる（塩、わかめ、イカ、あさり、アワビ、しじみ、のり、醤油、味噌など）

＊食養生のポイント2

冷やす食材、温める食材は、地域性もあります。

たとえば、お肉は羊→牛→鹿→鶏→豚→馬の順に、温める作用から冷やす作用になってきます。

これは名産地が北海道から東北、中部、九州、沖縄と寒い地域から暖かい地域へと移っていくのに呼応しています。羊の肉は寒い北海道でよく食べられていますが、熱が多く温める効果が強いという特徴があります。また、沖縄県のアグー豚は冷やす効果が強いですし、昔は馬肉を湿布がわりにしていました。

果物も、暑い地域でとれるバナナは身体を冷やしますが、寒い地域でとれるりんごは冷やしにくくします。

また、季節性もあって、トマトやきゅうりなど夏野菜は身体を冷やすことはよく知られています。春には、たらの芽やうど、ふきのとう、ワラビなど多くの山菜がとれますが、こうした山菜には、代謝の落ちる冬に身体にたまったものを排出するという効果があります。

旬《しゅん》のものを食べるのがいいというのは、そういうことなのです。ハウスものでなんでも一年中食べられるというのは便利ですが、身体にはよくない面もあります。

また、品種改良によって特性を失っているものもあります。たとえば、果物の多くは、本来は酸味があり、身体を温めてくれる作用があるものです。ですが、昔は甘酸っぱかったりんごは、今では酸味がなくなり、甘味が強くなっています。先ほど、りんごは寒い地域でとれるので身体を冷やしにくいといいましたが、甘くなってきたことで近年では身体を冷やす作用を持つようになってきました。

＊食養生のポイント3

近年、ヨーグルトなどの発酵食品には、腸内菌を助けて腸内環境を整える作用があり、免疫力アップやアンチエイジング、デトックスなどさまざまな健康効果を得られるとして注目されています。

ですが、乳製品はあまりおすすめできません。

基本的に東洋人は、牛乳に含まれる乳糖を分解するのに必要なラクターゼという酵素を持っていません。ですから、体質的に乳製品は合わないのです。牛乳を飲むとお腹がゴロゴロする人が少なくないのは、そのためです。少しぐらいとるのは構いませんが、ヨーグルトやチーズが好きだからといってたくさんとると、だんだん身体にたまって腹部膨満感などを起こします。

乳製品のかわりによくおすすめするのは味噌です。ヨーグルトで便通を整えるという方が多いですが、味噌汁を飲んだりぬか漬けを食べることで腸を整えるのが、日本人にはいちばん適しています。

五味のことも考え合わせると、養生にはやはり和食がよいと思います。

最近は欧米食が増えたことで、太りやすくなったり、見た目には太っていなくても内臓に脂肪を蓄えてしまったりという方が非常に多くなっています。また、欧米食化によって今まであまりなかった症状が出るようにもなってきています。

たとえば、最近、黄斑変性症《おうはんへんせいしょう》（眼の中の網膜《もうまく》の中心に出血やむくみをきたし視力が低下する病気で、中途失明の原因疾患の第４位）の患者さんが増えているのは、高脂肪食や乳製品など欧米食化が原因といわれています。

そのような方たちの体質改善や予防にも和食は適しています。漢方薬をお出しするときに「和食に変える工夫をしてみてください」とご提案することもよくあります。

＊食養生のポイント4

「アルコールはダメですか？」

お酒の好きな方からは、しばしばこのように聞かれます。

「アルコールは気分をリラックスさせストレス発散効果があるので、適量ならいいですよ」とお答えします。

ただし、先ほどもいいましたが、冷えやすい方はビールなど苦みのあるお酒はよくないので、この機会に別のものにかえてください。たとえば、ワインは果実酒で、とくに赤ワインにはポリフェノールが含まれていて、抗酸化作用もあるといわれています。

日本酒や焼酎は度数が高く刺激が強いので、気管支など呼吸器系の弱い方には「必ず割って飲んでください」とお伝えします。

また、柑橘系《かんきつけい》のものも注意が必要です。柑橘系の皮は刺激が強いので、たとえばカクテルなどにレモンの輪切りを浮かべたりするのは避けたほうがいいと思います。

飲酒量と死亡率の関係を調べたところ、男女とも1日のアルコール消費量が平均23g（日本酒なら1合未満）というのが、もっとも死亡リスクが低くなっていたそうです。

▼運動不足は歩くだけでも効果あり

近年、デスクワークで血流の悪い方が非常に増えています。座って過ごす時間の長い生活は、心臓病や脳卒中、高血圧、糖尿病などのリスクを高めるとされ、ＷＨＯ（世界保健機関）でも運動不足は死亡リスクを高める４番目の危険因子であると示されています。

人間は動物なので、もともと動くようにできています。適度な運動をしましょう。

運動もその方によって適したものがありますが、一般的に推奨されるのは歩くことです。

ウォーキングなどの有酸素運動は、内臓脂肪をエネルギー源として使うため、高血圧を改善し、中性脂肪値も下げるなどさまざまな生活習慣病を予防・改善する効果が認められています。

また、歩くことは気分を高め、不安やうつを軽減し、疲労による痛みを減らす効果もあることがわかっています。

「ウォーキング」というとなんだか大仰ですが、普通に歩くだけでもいいと思います。ただ、運動効果を得るには、できれば1万歩ぐらいは目指したいところです。

「1万歩」と聞くと、運動習慣のない方はそれだけで引いてしまうかもしれません。ですが、たとえば、最寄駅の1つ手前で降りて歩いて帰るとか、階段を使うとか、ちょっとした工夫で歩数を増やすことができます。

はじめから頑張らなくていいのです。100歩でも200歩でも、今より多く歩けば、それだけ運動効果はあります。たった5分、10分の運動でも、なにもしないでいるよりは健康にもたらす効果の大きいことがわかっています。

糖尿病の方は、有酸素運動と筋トレを組み合わせるといいとされます。筋トレによって筋肉量が増えると基礎代謝が上がってエネルギーを消費しやすくなり、血糖値やコレステロール値を改善する効果があると考えられています。

筋トレといってもダンベルなどを使うようなハードなものではなく、スクワットやかかと上げのようなもので十分効果があるとされます（注：重度の方は医師による指導が必要です）。

「足腰に不安があって運動を控えている」という方も、医師と相談しながら身体を動かしてみてください。高齢者では運動によって転倒や転倒によるケガのリスクも低くなることがわかっています。

▼入浴は入るタイミングと湯温がポイント

血のめぐりをよくするには入浴がベストです。

温かい湯船につかって身体が温まることで、血管が拡がり血の流れがよくなって、全身に酸素や栄養が運ばれ新陳代謝が活発になります。また、身体にたまっていた疲労物質や老廃物の回収が促されます。身体を温めると免疫力が上がりますから、入浴によって免疫力も上がります。

温まって血流がよくなると副交感神経が優位な状態となるので、気分がリラックスし、筋肉もゆるんで腰痛や肩こりなどが緩和《かんわ》されます。浮力によって重力から解放され、体重を支えている筋肉や関節を休ませることができ、身体全体の緊張がほぐれます。

入浴は入るタイミングと湯温で、快眠にもつながります。

寝る直前にお風呂に入ると、身体の深部の温度が下がるのに時間がかかるため、かえって寝つきが悪くなってしまいます。寝る1時間半から2時間ぐらい前が目安です。

湯温は38〜40度ぐらいがよいとされます。ぬるめのお湯にゆっくりとつかることで、身体の芯からしっかりと温まり、なおかつ心身がリラックスして疲れもとれやすくなります。

なお、身体を温めるといっても、身体に熱がこもるサウナでは、免疫力が下がってしまうなど、入浴のような効果は得られません。むしろ血管の水分を飛ばしてしまうことで、血管を傷つけるといわれています。

サウナで血管を拡張したあとに、水風呂に入って血管を収縮させることも、血管に大きな負担をかけることになります。サウナ好きの方は入りすぎないよう注意してください。

▼快眠のポイントは朝日とスマホ

近年、不眠に悩む人が増えています。その理由としてもっともあげられるのが、寝る直前までスマートフォンやパソコンを使い、強い光を浴びていることです。スマホやパソコンのブルーライトは太陽光に近いため、睡眠ホルモンと呼ばれる「メラトニン」の分泌を抑制してしまいます。

メラトニンは朝日が目に入ってから14~16時間後（だいたい夜の10時頃）に分泌され、心身をリラックスモードにすることで自然な眠りを促します。

ですから、快眠のためには、**朝は太陽の光を浴び、夜はスマホを離すこと**です。

最近では睡眠管理をスマホでしている人も増えているようですが、むしろ睡眠の質を落とす行為です。私も寝るときはスマホを機内モードにして、電波を遮断しておきます。

メラトニンの分泌がはじまる夜10時以降はテレビも控え、部屋の照明も暗くするなどして、できるだけ強い光を浴びないようにしましょう。

要するに、早寝早起きを心がけるのがいちばんということです。毎日同じ時間に起きて同じタイミングで太陽の光を浴びることで、体内時計がリセットされ身体のリズムを整えることができるといわれています。


また、自律神経の乱れで眠れないという方は、第3章の「セルフチェック法2」で左脳型か右脳型かを確認し、それぞれの傾向と真逆の行動をしてみることがリハビリになります。

たとえば、左脳型の方は理論的ですから、野菜を買うときにも「どれがいいか」といろいろ見比べるのではなく、「この子は相性がよさそう」と直感にしたがってみるとか、一日のスケジュールをきっちり決めないで流れにまかせて動いてみるというようなことが、右脳を鍛えることにつながります。

逆に、右脳型の場合は行き当たりばったりの方が多いので、スケジュールを立てて行動してみると左脳を鍛えられることにつながります。

両方の脳をバランスよく使うことを意識することで、次第に左右のバランスがとれてくると、脳がコントロールしている自律神経の乱れもまた整っていくはずです。

▼「とりあえず」漢方薬を試したい人へ

当たり前ですが、どのような不調も疾患《しっかん》も起こる前に予防をすることがいちばんです。漢方では「未病を治《なお》す」といって、個別の疾患の発症を防ぐ「予防」にとどまらず、体全体の状態をより健康な状態に近づけることを重視します。

日頃から養生を心がけ、体全体のバランスを整えながら、漢方薬を使うことで病気予防・健康維持により拍車をかけることができます。

厳密には、そうした予防や健康維持のためであっても、その方に適した漢方薬は異なりますが、「証とか面倒なことはいいから、とりあえず健康によさそうな漢方薬を飲んでみたい」という方も実際のところ少なくありません。

そのような「とりあえず」試したい方や漢方初心者の方のために、一般によく使われる漢方薬や生薬《しょうやく》をご紹介します。ただし、試してみて、あまり変わらないとか、むしろ調子が悪くなるなど違和感を覚えたら服用を中止してください。

その場合は、あなたに合う漢方薬が必ずありますから、漢方専門薬局などできちんと見立ててもらうことをおすすめします。

▼「なんかだるい」「元気を出したい」とき

とくに病気などがないのであれば、**人参**（ニンジン）をおすすめします。一般にも「高麗《こうらい》人参」が滋養強壮の効果のあることは広く知られており、すでに飲まれている方もいらっしゃるかもしれません。

実は、「人参」とひとくちにいってもいろいろあり、加工方法などによって効能・特徴が違います。

畑から収穫され水洗いされた生の人参を**水参**（スイジン）、さらに皮をむいて乾燥させたものを**白参**（ハクジン）、皮つきのまま蒸《む》して天日干《てんぴぼ》しして自然乾燥させたものを**紅参**（コウジン）といいます。氷砂糖につけて乾燥させた**糖参**（トウジン）、9回蒸して9回乾燥させた**黒参**（コクジン）などもあります。

いちばんよく使われているのは白参で、元気を補い、胃腸を健《すこ》やかにし、精神を安定させる効果があります。**紅参**は蒸すことでより温熱性が高まり、さらに蒸す回数の多い**黒参**は温熱効果が高まっています。

人参は生薬の1つですが、健康食品としても市販されています。私は予防目的の場合、生薬や漢方薬ではなく健康食品を使うこともよくあります。漢方薬も健康食品も身体をよくするために摂取するという意味で目的は同じです。漢方薬であることにこだわる必要はなく、身体によいものを活用することが大事と考えます。

ですから、健康食品も質のよいものを選んでください。合わないものを飲むと血圧が上がってしまうことがあります。

来局された方に安心しておすすめできるよう、私の薬局では質のよい**人参**を吟味して仕入れ、オリジナルの健康食品をつくっています。

▼老化防止には牡蠣肉

「とくに気になる症状はないけれど、老化を防いで元気でいたい」

このような方には、やはり漢方薬ではなく健康食品の**牡蠣肉**《かきにく》をおすすめすることが多いです。

牡蠣には新陳代謝を活発にする亜鉛をはじめミネラル類が豊富に含まれています。**亜鉛**や**カルシウム**はシニアに不足しがちな**栄養素**なので、日頃から補っておくとよいと思います。

なお、繰り返しになりますが、生薬の1つ**牡蠣**（ボレイ）は、牡蠣の殻からつくられています。

私の薬局では、先ほどの**人参**と同じく**牡蠣肉**の健康食品も質のよいものをオリジナルでつくっています。

ただ、健康食品であっても、とりすぎはよくありません。健康食品やサプリメントも、用量・用法を守って摂取することが大切です。

▼グルコサミン＋牡蠣（ボレイ）で関節を守る

全身の中でも腰や膝、股関節などの関節部分は負担がかかりやすく、それだけ加齢にともなって故障の出やすくなる部位です。

変形性膝関節症のように関節の骨や軟骨が物理的に欠損してしまうと、漢方薬でも西洋薬でも症状の改善はできても完全にもとに戻すことはできません。

どのような疾患でもそうですが、やはり予防が大事です。

「足腰を守る漢方薬はありませんか？」

このようなご相談を受けると、漢方薬ではなく、健康食品のグルコサミンと生薬の**牡蠣（ボレイ）**をうまく組み合わせてお出ししています。

ご存じの方も多いと思いますが、グルコサミンは関節軟骨の成分の１種で、関節の動きをなめらかにしたり、加齢による軟骨の消耗や障害（変形性関節症）による痛みを防いだり改善したりする作用があるとされています。

生薬の**牡蠣**は牡蠣の殻からつくられていて、「ぎっくり腰」の項目でもお伝えしたようにミネラル類が豊富に含まれており、関節炎の痛みを緩和する働きがあります。

とくに多く含まれるカルシウムはカリウムと協力して筋肉の働きをよくし関節の動きを柔軟にしますし、亜鉛は関節の細胞や組織の働きを円滑にして免疫を高める働きがあります。

なお、糖尿病の人がグルコサミンを使用する場合、血糖値の変化に注意が必要になります。また、中性脂肪やコレステロール、血圧を上げる可能性もあるとされます。生活習慣病のある方は担当医に相談してください。

▼毎年毎年夏バテしないために

年々、夏の暑さが厳しくなり、「身体がだるい」「食欲がない」などといった夏の暑さによる体調不良、いわゆる「夏バテ」する方が増えています。

夏バテ対策でまず考えるのは、**多汗による脱水予防**です。この場合、構成生薬に**人参**（ニンジン）が含まれている漢方薬を使うことが多いです。**人参**には、脱水症状を予防する効果が期待できますし、気を補うので元気も出ます。

一般の方が手にとりやすいものとしては「**五苓散**（ゴレイサン）」があります。**五苓散**は、体内の水の代謝異常を調整して改善します。暑気あたりや頭痛、めまい、むくみなどに効果があります。

もう1つ、私の薬局ではとり扱っていませんが、「**麦味参（バクミサン）**」も脱水症状をとる効果があります。暑い時期の外出やコンサートに行く前などに飲んでおくと、予防になります。

また、スポーツのあとなどたくさん汗をかいたときや、今すぐ元気をつけたいときに頓服《とんぷく》で飲んでも即効性があります。ただ、肌トラブルやむくみのある方には適していないので、気をつけてください。

著者略歴

漢方薬剤師。漢方薬局 太陽堂代表取締役。
1985年、東京都に生まれる。中学時代に肝臓病で亡くなった父親がきっかけで「病気で苦しむ人を治す」ために生きていきたいと思い医療の道へ。日本薬科大学薬学部を卒業後、薬剤師になり、多くの薬に触れたいという思いから総合病院の門前薬局に勤務。その後、「漢方の奥深さ」や「治らない病気をなんとか治したい」という思いから博多の漢方薬局へ修業に。漢方薬を学んだ後、東京で「漢方薬局 太陽堂」を開局。①漢方による「体質改善」でからだの内側からよくなるように。②高品質な漢方薬を一人一人に提案する。③西洋医学で治らない病気を漢方でお力に。一人でも多くの方の笑顔が見られるように、という理念のもと、日々研鑽している。

進化《しんか》する漢方《かんぽう》
——思《おも》いもよらない底力《そこぢから》

二〇二五年二月八日　第一刷発行

著者　林《はやし》 泰太郎《やすたろう》
発行者　古屋信吾
発行所　株式会社さくら舎　http://www.sakurasha.com
東京都千代田区富士見一-二-一一　〒一〇二-〇〇七一
電話　営業　〇三-五二一一-六五三三　FAX　〇三-五二一一-六四八一
編集　〇三-五二一一-六四八〇　振替　〇〇一九〇-八-四〇二〇六〇
装丁　アルビレオ
印刷・製本　中央精版印刷株式会社

ISBN978-4-86581-452-1

さくら舎の好評既刊

山口正貴

背骨の医学

すべての疾患は背骨曲がりから

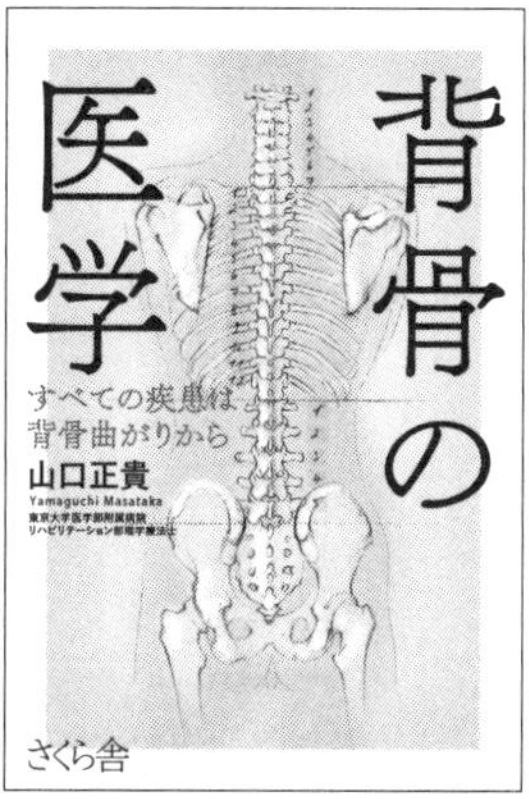

臨床実績と医学的エビデンスで立証！　背骨が全健康をささえている！　背骨を守る方法のすべて！　現役の臨床家だから、ここまで言える！

1800円（＋税）

定価は変更することがあります。